Vorwort

Man stellt sich die Frage : was für ein Buch ist das ?
Und warum gibt es bereits die zweite Ausgabe davon ?

Mal sehen :
Ist es ein Sachbuch ?
- Ja, weil viele leckere Sachen darin zu finden sind.
Ist es ein Fachbuch ?
- Ja, weil es vielfältig und breit gefächert ist.
Ist es ein Ratgeber ?
- Ja, weil viele nützliche Infos in den Beschreibungen versteckt sind.
Ist es ein Ideengeber ? - aber JA!
Hier sind ideenreich, lecker und bunt, Kombinationen von alltäg-
lichen veganen Zutaten aufgeführt, ohne Schnickschnack für eine
ausgewogene und gesunde Ernährung.
Alle Gerichte können nach Geschmack noch mit weiteren Zutaten
wie Kartoffeln, Reis oder Nudeln oder gar durch Beigabe von Fisch
oder Fleisch ergänzt werden.
Ist es ein Antwortfinder ?
- JA! - Denn mit diesem Buch beantwortet sich die immer wieder-
kehrende Frage : " Was essen wir heute!" fast von alleine.

Und weil all diese tollen Gerichte mehr als einen Buch ergeben,
gibt es nun Part TWO .
Ich wünsche viel Spaß beim Stöbern und Ausprobieren und guten
Appetit!

Eurer Gisela   Kaufungen, den 06.11.2024.

Follow me on Instagram : @much_more_than_broccoli

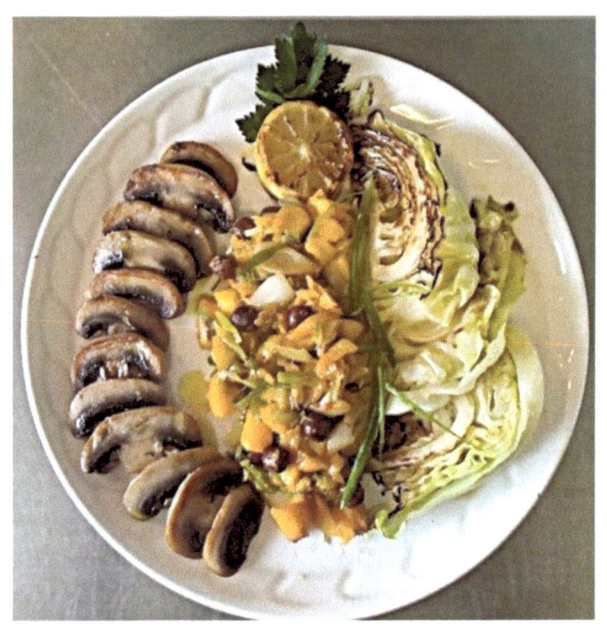

Spitzkohl und Champignons mit Pfirsich - Chutney

Spitzkohl in Scheiben schneiden und zwar so, dass der Strunk
die Blätter noch zusammenhält, waschen und gut abtropfen lassen.
In einer Pfanne mit wenig Öl von beiden Seiten goldigst braten,
mit SP würzen. - Weiße Riesenchampignons putzen, in Scheiben
schneiden und von beiden Seiten goldigst braten, mit SP würzen.
- Für das Chutney : Rumfort Pfirsiche (die so weich schon waren,
dass sie sich problemlos haben schälen lassen) ohne Kern würfeln.
Frühlingszwiebel in Scheiben schneiden, Knobi, Ingwer und Peperoni fein hacken. - KnoIngPep in Öl anschwitzen und dann die
Pfirsichwürfel dazugeben. - Auf kleiner Hitze alles schön zusammenkochen lassen. Mit SP, Cayennepfeffer, Kreuzkümmel, Koriander, Zitronensaft und Zitronenabrieb würzen.
- Größere Fruchtstücke mit einer Gabel zerkwetschen und ein
paar Haselnüsse dazugeben. Anrichten und mit Olivenöl beölen.

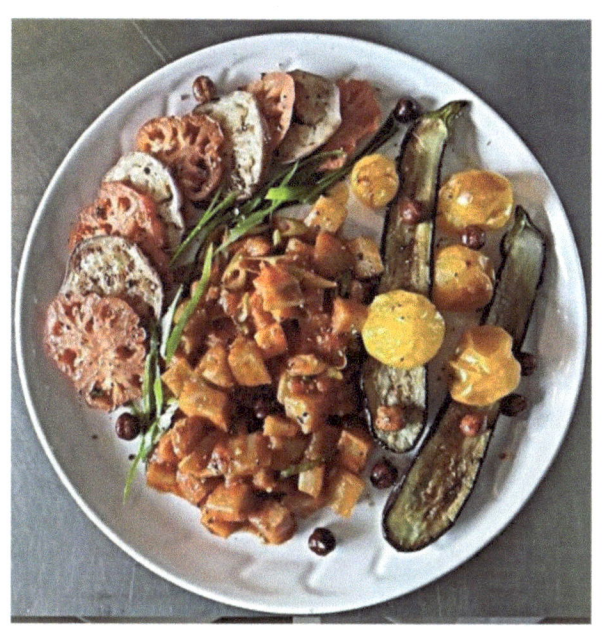

Trilogie von Aubergine und Tomate

1.) Eine kleine Aubergine schälen, würfeln und in Öl rundherum goldig braten. - ZwieKnoPep feingehackt dazugeben. - Mit SP, Cayennepfeffer , Chili schön scharf würzen. - Passata (Tomatensauce aus Gartentomaten) dazugeben und kurz durchköcheln lassen. Dann noch ein paar feine Scheibchen Frühlingszwiebel dazuwerfen.

2.) Eine kleine Long Purple / Schlangenaubergine waschen, der Länge nach halbieren. Die Schnittfläche mit Olivenöl bepinseln und SP würzen. Im vorgeheiztem Backofen bei 180°C Umluft solange backen, bis sie eine schöne Farbe bekommen hat. Kurz vorm Ende noch ein paar gelbe Gartentomaten danebenlegen und schmelzen lassen.

3.) Eine kleine Prosperosa Aubergine (das sind die runde lilane) waschen, in Scheiben schneiden und diese von beiden Seiten mit wenig Öl anbraten. - Eine Cuor di bue (Ochsenherz) Tomate waschen, in Scheiben schneiden und ebenfalls mit wenig Öl von beiden Seiten karamellisieren lassen. Beides mir SP würzen und abwechselnd Fächerförmig anrichten. - Auberginen in Tomatensauce daneben geben - Ofenaubergine / geschmolzene Tomaten dadaneben. - Ein paar Haselnüsse dazuwerfen und über alles drüber mit der Pfeffermühle pfeffern und mit Olivenöl ölen.

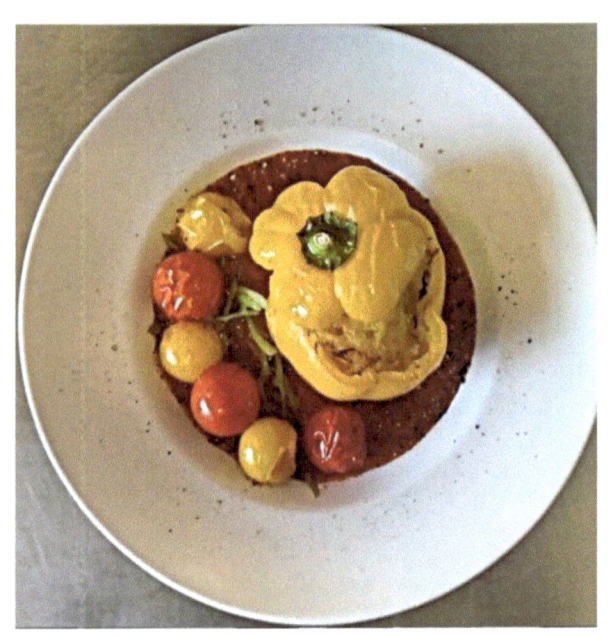

Gefüllte Paprika

aka Resterampe : Gestrigen Reste - Sauerkraut gut abtropfen lassen und ausdrücken und mit feingehacktem Knobi und Ingwer, sowie Kurkuma und Kreuzkümmel pimpen. - Eine gelbe Paprika waschen, den Deckel abschneiden und entkernen. Den Boden so abschneiden , dass die Paprika frei stehen bleibt. - Sauerkraut hineinfüllen, in eine feuerfeste Auflaufform setzen, einen Schluck Wasser angießen und im vorgeheiztem Backofen bei 180°C Umluft ca. 12 - 15 Minuten backen. Dann den Deckel und ein paar gelbe und rote Kirschtomaten danebensetzen und weitere 10 Minuten backen. In der Zwischenzeit eine Blitztomatensauce kochen ZwieKno feingehackt in etwas Olivenöl anschwitzen, ein EL Tomatenmark dazugegeben, den Inhalt einer kleinen Dose gehackten Tomaten draufkippen. Mit SP, Chili würzen und mit dem Stabmixer pürieren (oder man nutzt direkt pürierte/passierte Tomaten) - Im tiefen Teller anrichten : Sauce unten, Paprika und Tomaten drauf und über alles mit der Pfeffermühle drübermühlen.

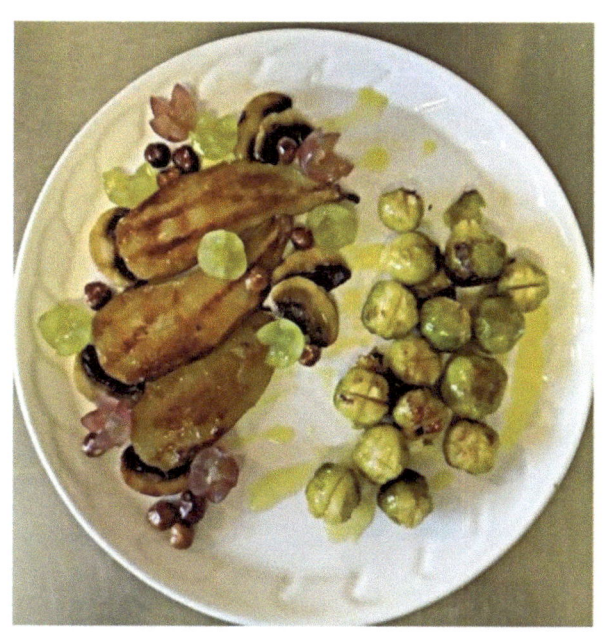

Brussels Sprouts mit Birne

Rosenkohl am Strunk knapp abschneiden, äußere Blätter entfernen und den Strunk kreuzförmig einschneiden. - Waschen und anschließend in Salzwasser bissfest garen. - Abgießen und mit kaltem Wasser abschrecken, damit die schöne Farbe erhalten bleibt. - In einer Pfanne Olivenöl erhitzen, die Köpfchen rundsrum anbraten. Mit SP, Cayennepfeffer, frisch gehacktem Knobi und frischen Thymian Blättchen würzen. - In eine feuerfeste Form packen und bei 200°C Umluft im vorgeheiztem Backofen ca. 12 - 15 Minuten rösten. - In der Zwischenzeit eine Birne waschen, in dickere Scheiben schneiden und in der Grillpfanne braten. - Rumfort Champignons putzen und die Scheiben neben die Birne in die Pfanne legen. - Ein paar weiße und rote Weintrauben dekorativ halbieren. - Ein paar Haselnüsse mit einem Minibissl Öl zum Glänzen bringen. - Alles Anrichten und mit noch n bissl Olivenöl beölen.

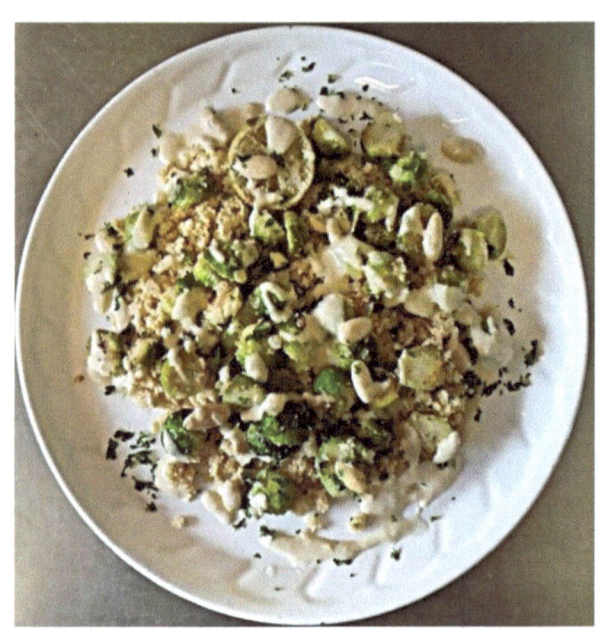

Couscous mit Rosenkohl und Mandeln

50g Kichererbsen Couscous mit 150 ml heißem, nicht mehr kochendem Wasser übergießen und quellen lassen. - In der Zwischenzeit : Rosenkohl putzen, Strunk kreuzförmig einschneiden, ggf. halbieren oder vierteln. - In der heißen Pfanne mit etwas Öl unter Drehen und Wenden gar braten. Feingehackte Zwiebel sowie 1 EL gemahlene Mandeln dazugeben und weitere 3 Minuten garen lassen. Mit SP würzen. - Aus 2 EL Kichererbsen aus der Dose, mit etwas Aqua faba (Dosenflüssigkeit), Senf, SP, Knobi eine schnelle vegane Aioli mixen. - Kichererbsen mit dem Stabmixer zermitschen und zermatschen und mit Öl cremig aufrühren. - Couscous mit einer Gabel auflockern, mit Saft und Abrieb einer gewaschenen BIO Limette , Olivenöl, SP vermengen. Anrichten : unten Couscous , Rosenkohl oben drüber verteilen, ein paar ganze Mandeln dazulegen, mit dem Aioli beklexen und mit frisch gehackter Petersilie bewerfen.

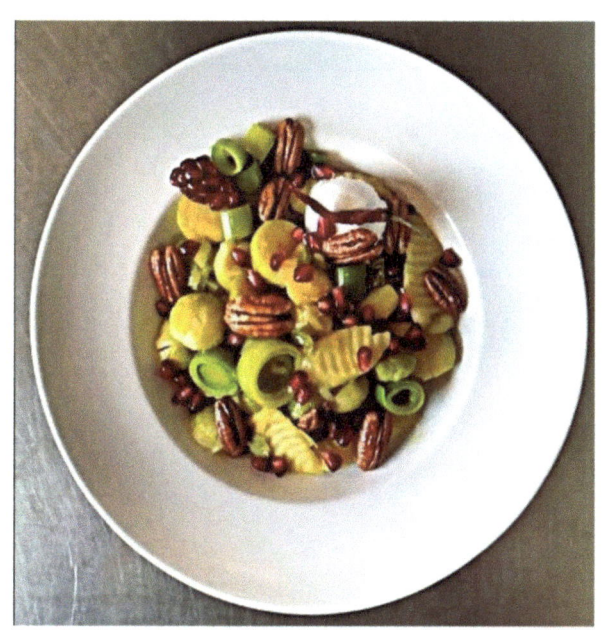

Gemüsecurry Maharani

Rosenkohl putzen, den Strunk kreuzförmig einschneiden, ggf. vierteln. - Eine Rumfort Pastinake schälen und mit dem einen sog. Demidoffmesser (auch Buntschneidemesser oder kurz Buntmesser) wellenschnittig in Scheiben schneiden. - Ein Stück Lauch putzen und in dickere Ringe schneiden. - ZwieKnoIngwer fein hacken. - Rosenkohl und Pastinake in kochendes Salzwasser werfen und ca. 8 Minuten bissfest garen. Dann die Lauchringe dazugeben und weitere 3 Minuten kochen. - Abgießen und mit kaltem Wasser abschrecken , einmal um den Garprozess zu unterbrechen und ausserdem um die schöne Farbe zu erhalten. - In einer Pfanne etwas Kokosöl verflüssigen und ZwieKno-Ingwer farblos anschwitzen. Mit Kurkuma, Kreuzkümmel , SP leicht würzen. - Gemüse hinzugeben und unter drehen und wenden schön anbraten. - 1 EL chaarfe rote Currypaste dazugeben und mit Kokosmilch cremig aufgießen. - Auf kleiner Hitze ein paar Minuten brutzeln lassen. - Anrichten, mit Granatapfelkernen und Pekannüssen garnieren und um die chöööne Chääärfe abzumildern noch eine Kugel Kokosmilch draufgeben.

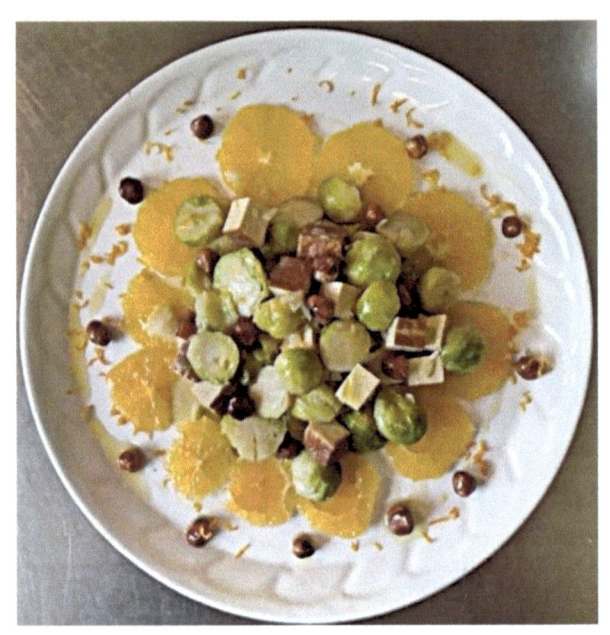

Rosenkohl, Tofu, Orange

Rosenkohl putzen, den Strunk kreuzförmig einschneiden, ggf. vierteln.
- ZwieKnoIngwer fein hacken. - Geräucherten Tofu würfeln. - Eine BIO
Ornage waschen und die Schale abreiben. - Anschließend die Orange
schälen (Frucht oben und unten geradeschneiden, mit einem Messer von
oben nach unten entlang des Fruchtfleisches abschälen, so, dass man das
weiße Häutchen mit abgeschält hat. - Schalen aufheben) Orange in dünne
Scheiben schneiden. - Diese auf einem Teller auslegen. - Leicht salzen und
mit ein wenig vom Schalenabrieb bewerfen. - Rosenkohl in kochendes
Salzwasser werfen und ca. 8 Minuten bissfest garen. - Abgießen und mit
kaltem Wasser abschrecken , einmal um den Garprozess zu unterbrechen
und außerdem um die schöne Farbe zu erhalten. - In einer Pfanne etwas
Olivenöl erhitzen und ZwieKnoIngwer farblos anschwitzen. Mit SP,
Cayennepfeffer würzen. - Rosenkohl und Tofu Würfel dazugeben und
unter drehen und wenden schön anbraten. - Die abgeschälten Schalen
darüber auspressen (da ist noch reichlich Saft drin, wäre Schade drum).
- Auf kleiner Hitze ein paar Minuten brutzeln lassen. - Anrichten,
mit geölten Haselnüssen garnieren und mit Olivenöl beölen.

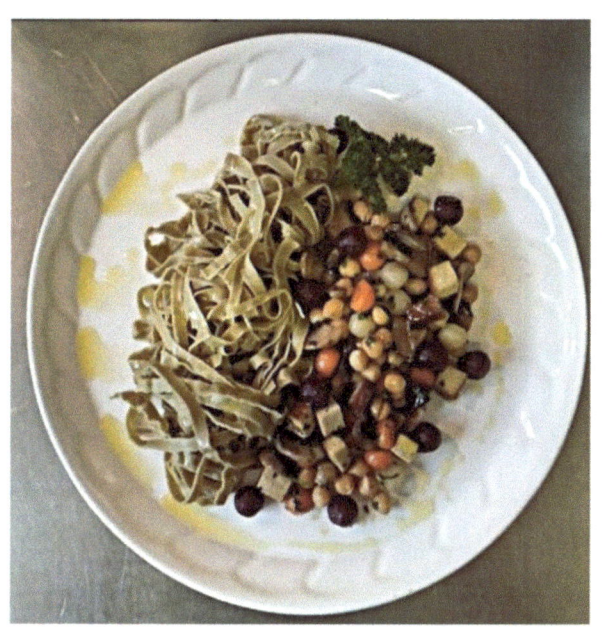

Edamame Fettuccine Jewellery Style

Für die Perlen Pfanne : Karotte und Knollensellerie ausstechen und in Salzwasser bissfest garen. - Gekochte rote
Bete ausstechen und beiseite stellen, einen Rest geräucher-
ten Tofu klein würfeln, Kichererbsen aus der Dose heben.
- ZwieKnoPep feinhacken. - Petersilie hacken. - In einer
Pfanne etwas Olivenöl erhitzen - ZwieKnoPep farblos anschwitzen. - Dann die abgetropften Karotten / Sellerie
Perlen dazugeben und mitbraten. - Tofuwürfel, Rote Bete
und Kichererbsen mitschwenken. Alles mit SP, Cayennepfeffer würzen und mit der Petersilie bewerfen. - Edamame
Noodels ca. 4 Minuten kochen , abgießen und mit einem
Schluck Olivenöl vermengen. - Man kann alles gleich in
der Pfanne zusammenmischen. Ich bevorzuge das am Tisch
zu tun.

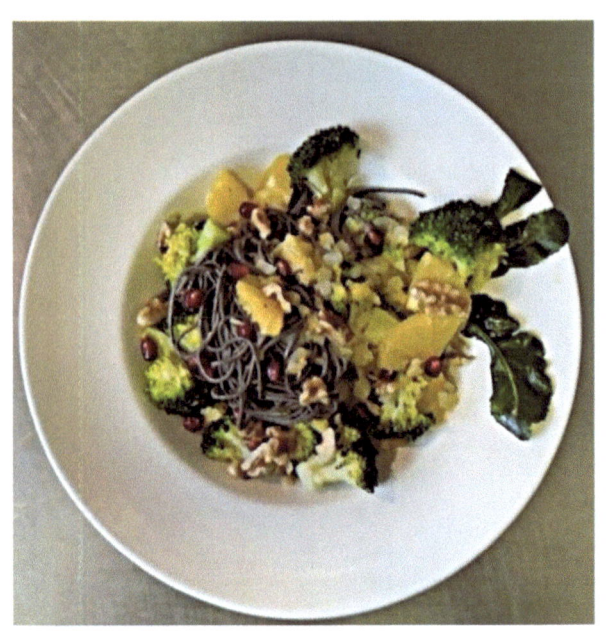

Ein Teller Buntes

Black Bean Spaghettis ein paar Minuten in Salzwasser kochen. Abgießen und Wasser auffangen. - Brokkoli in Röschen teilen und diese bissfest garen. - Abgießen, Wasser erneut auffangen und die Brokkoli kalt abschrecken. Zum einen um den Garvorgang zu stoppen und zum anderen um die schöne Farbe zu erhalten. - Eine BIO Orange waschen , Schalenabrieb herstellen, abschälen und in Stücke schneiden, Saft auffangen. - Ein paar Granatapfelkerne aus der Schale klopfen. - Walnüsse hacken. - Zwiebeln, Knobi, Ingwer feinhacken. - In einer Pfanne etwas Olivenöl erhitzen und ZwieKnoIng farblos anschwitzen. - Dann den Brokkoli dazugeben. Mit SP, Cayennepfeffer, Chilifäden würzen. - Noodles dazuwerfen, ein wenig vom Kochwasser dazugeben und alles erhitzen. Zum Schluss kurz die Orangenstücke, den Saft und den Abrieb dazugeben und durchschwenken. Final abschmecken. - Anrichten und mit Granatapfel und Walnuss bewerfen.

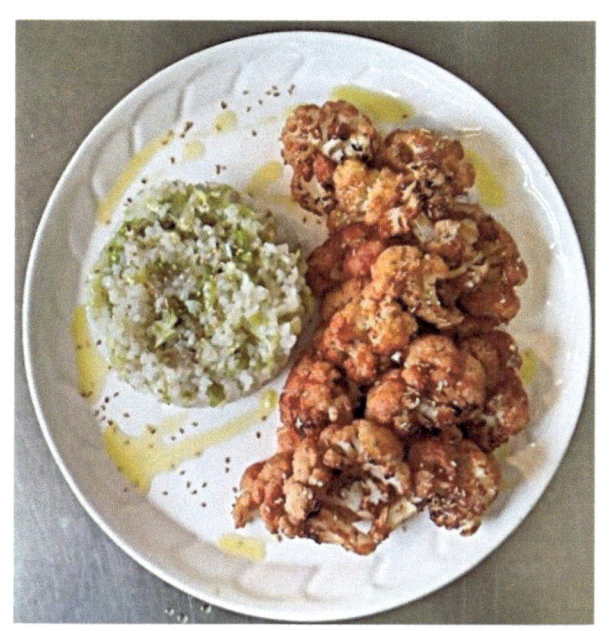

BBQ Blumenkohl Wings mit Reis

Für die Wings : Backofen auf 200°C Umluft (220°C O/U) vorheizen. - Blumenkohl zerteilen und die Röschen in kochendes Salzwasser werfen. Ca. 8 Minuten bissfest garen. - Abgießen und ausdampfen lassen. - In der Zwischenzeit die BBQ Marinade zusammenmischen aus : Ketschup, Senf, Knobigranulat, Rauchsalz, Chili, frisch gemahlener schwarzer Pfeffer. - Die Röschen mit Mehl bestreuen und dann in der Marinade wälzen. - Auf einem Backblech verteilen und ca. 15 - 20 Minuten backen. - Den ZERO Reis aus der Verpackung befreien und unter fließend kaltem Wasser ordentlich ausspülen. (Ja, es riecht so wie nach Fisch. - Nein, da ist kein Wassertier nicht, weit und breit. - Es ist lediglich der typische Eigengeruch der Konjakwurzel)- in einer kleinen Pfanne mit etwas Olivenöl erhitzen, mit SP würzen und zum Schluss mit etwas gehacktem Eisbergsalat vermischen. Anrichten, mit Olivenöl beölen und mit geröstetem Sesam bewerfen.

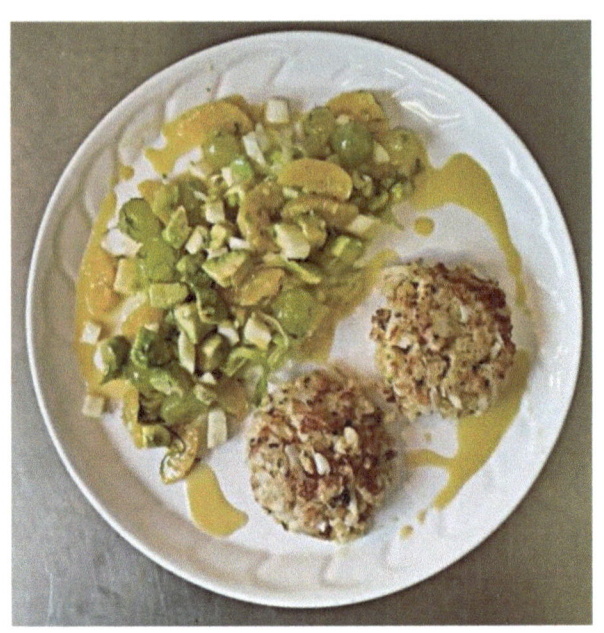

Blumenkohl Buletten mit Salat

Für das Salat Topping: halbierte, geschälte, entkernte grüne
Weintrauben, eine halbe Avocado in Würfel, Fenchelwürfel,
Orangenfilets, ein wenig Fenchelgrün - mit SP, Zitronensaft
und Chili marinieren. Auf einen Sieb geben und austropfen
lassen, dabei den Saft auffangen. - Für die Buletten : hatte ich
noch gekochten Blumenkohl von gestern übrig. - Zerhacken,
auf einen Sieb geben, zerdrücken und zermatschen und die
Flüssigkeit ablaufen lassen. - Dann mit SP, Kräutern, gehackten ZwieKno und ein wenig Flohsamenschalen vermischen
und die Masse quellen lassen. - Buletten formen und in Öl
von beiden Seiten goldig braten. - Der Salat ist : unten drunter :
Chiffonade vom Eisbergsalat (gewaschen, abgetropft und in
sehr feine Streifen geschnitten) - oben drauf das Topping verteilen. - Den aufgefangenen Saft mit ein bissl Olivenöl und etwas Senf schnell zu einer Vinaigrette rühren und drumherum
und drauf verteilen.

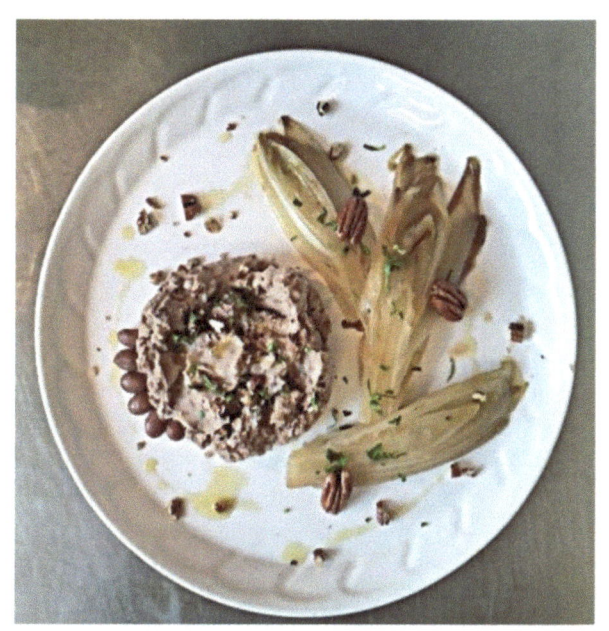

Chicorée und Bohnenpüree

Chicorée knapp am Stielende abschneiden und halbieren.
- Wenn man das bittere nicht so mag, dann könnte man den Strunk keilförmig herausschneiden. - Wir jedoch kaufen und schlemmen Chicorée gerade WEGEN den Bitterstoffen, so lasse ich den Strunk komplett drin. - Die Knospen der Länge nach halbieren und mit wenig Öl mit der Schnittfläche nach unten anbraten. - Ein paar zerdetschte Knobizehen dazugeben.
- Wenden und mit einem Schluck Wasser angießen. Mit SP würzen und unterm Deckel weichdünsten. - Um zu testen, an der dickten Stelle mit einem Messer anpieksen. - Ggf. noch Wasser nachgeben, damit es nicht ansetzt. - In der Zwischenzeit : Borlotti Bohnen aus der Dose befreien und abspülen. In einem Topf mit wenig Öl heißrühren. - Zerstampfen und mit SP, Chiliflocken würzen. - Anrichten Alles mit frisch gehackter Petersilie bewerfen, mit Pekannüssen dekorieren und mit Olivenöl beölen.

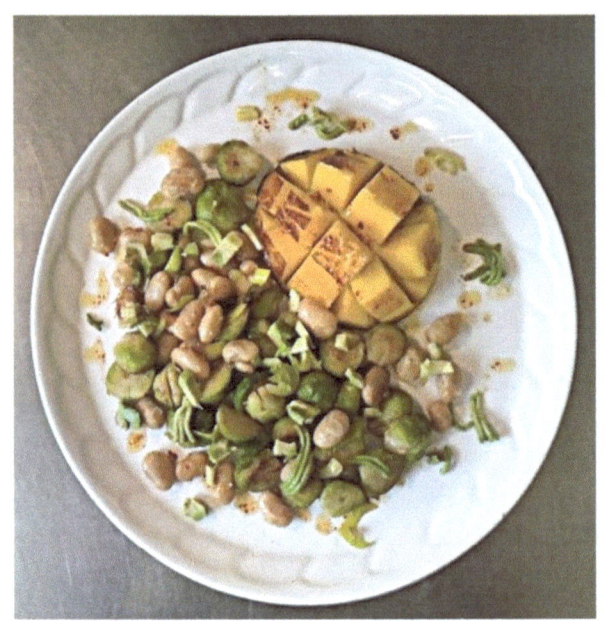

Rumfort* Pfanne -
*das was RUMliegt und FORTmuss

Ein paar Rosenköhlchen putzen, ggf. halbieren und in Salzwasser bissfest garen. Abgießen und mit kaltem Wasser abschrecken. Zum einen um den Garprozess zu beenden und
zum anderen um die schöne Farbe zu erhalten. - In einer
Pfanne etwas Öl erhitzen und die Rosenköhlchen anbraten,
in Ringe geschnittenen Lauch dazugeben, feingehackten
Knobi, und die restlichen abgetropften weißen Bohnen von
gestern. - Mit SP würzen. - Ein Stück Mango am Kern entlang abschneiden. Mit einem kleinen Messer in Würfel
schneiden, so, dass man mit dem Messer am Fruchtfleisch
entlang bis zur Schale einschneidet. - Mit der Schnittfläche
nach unten in wenig Öl karamellisieren lassen. - Anrichten ,
mit zerhauenem Matschokado bewerfen und mit Chili-Öl
beölen.

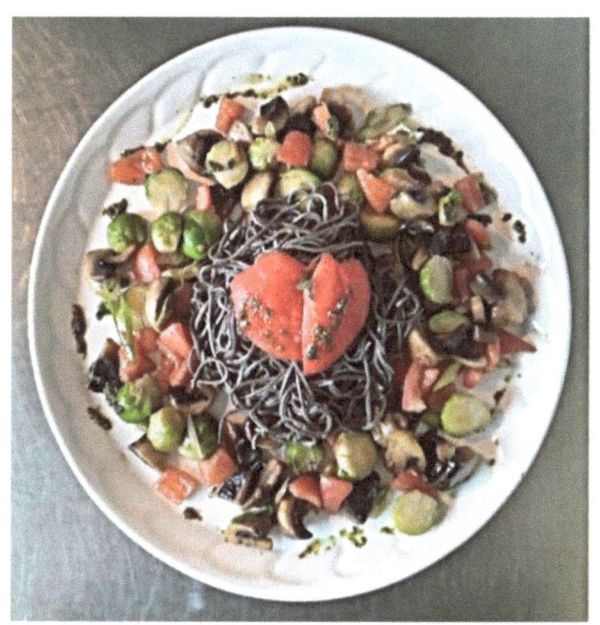

Black Bean Spaghetti mit Dasmussdannmalweg

Ein paar Rosenköhlchen putzen, halbieren und in Salzwasser bissfest garen. Abgießen und kalt abschrecken.
- Champignons putzen, vierteln. - Zwei Tomaten abziehen,
entkernen und würfeln. - Frühlingszwiebel putzen und in
Ringe schneiden. - In einer Pfanne mit Olivenöl zunächst
die Pilze braten, dann den Rosenkohl , Tomaten, Frühlingslauch dazugeben. - Alles mit SP, Chilifäden würzen.
- Black Bean Spaghettis nach Packungsanweisung kochen.
- Anrichten und mit veganem Pesto bekleckern.
- Das ist so, wie der nicht vegane / vegetarische Pesto nur
mit ohne Parmesankäse. - Also wie folgt zusammenge-
matscht : Olivenöl, Basilikum, geröstete Pinienkerne.
Knobi, SP.

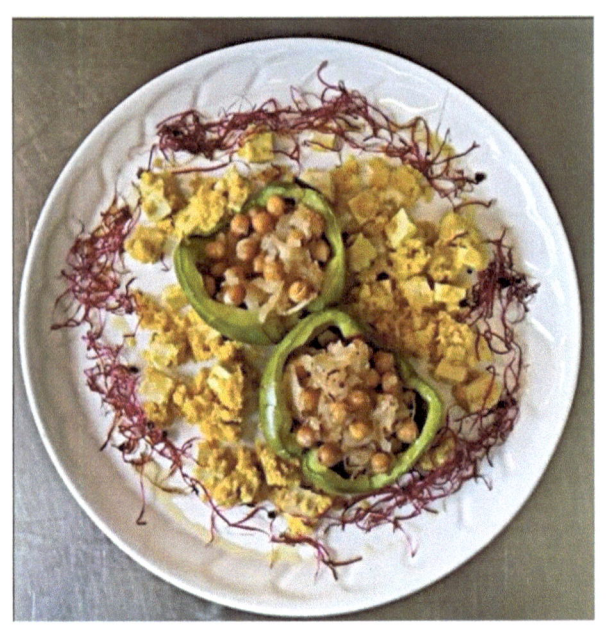

Gefüllte Paprika mit Tofu - Couscous

Eine grüne Rumfort Paprika waschen, halbieren, entkernen
und mit kochendes Wasser übergießen. Etwa 10 Minuten
ziehen lassen. - 50g Kichererbsen Couscous mit Kurkuma,
Kreuzkümmel, Salz und Pfeffer vermischen und mit kochendes Wasser bedecken. Ebenfalls ziehen lassen. - Für
die Füllung ZweiKno anschwitzen, Kichererbsen dazugeben
und 2 - 3 EL Sauerkraut. - Feurig scharf mit Chili etc. abschmecken. - Paprikahälften aus dem Wasser fischen, be-
füllen und im Backofen bei 180°C ca. 15 Minuten zu-
sammenbacken lassen. - Tofu Würfel in Olivenöl anbraten,
würzen, den Couscous dazumischen. - Alles anrichten, mit
Rote Bete Sprossen garnieren und mit Olivenöl beölen.

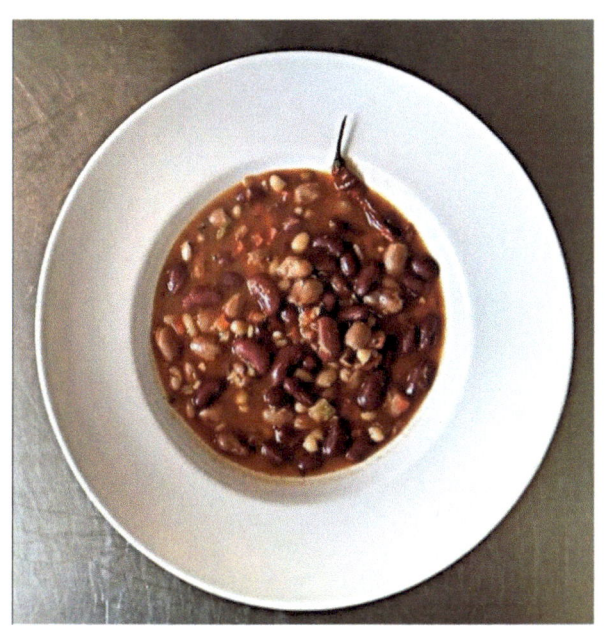

Bohnentopf

Zwiebeln, Knobi und eine rote Spitzpaprika putzen, und feinhacken. - Eine Dose Kidneybohnen und eine Dose Wachtelbohnen öffnen. - Jeweils 1 EL davon mit Dosenflüssigkeit herausnehmen, den Rest abspülen. - In einem Topf Öl erhitzen, ZwieKno und die Spitzpaprika anschwitzen. - mit SP, Cayennepfeffer und Chili feurig würzen, 1 EL Tomatenmark dazugeben. - Mit Wasser knapp auffüllen und die abgespülten Bohnen dazugeben und ca. 5 Minuten köcheln lassen. - Die herausgenommenen Bohnen mit dem Stabmixer zermitschen und dazurühren um den Bohnentopf zu vercremigen. - Ich habe noch eine Tüte Bohnen, Chia , Quinoa - Mischung dazugegeben und erhitzen. - Final abschmecken und 'nen Guten!

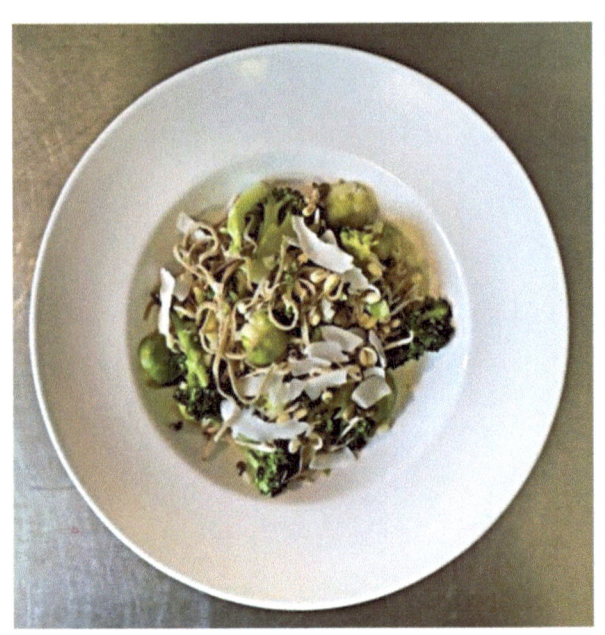

Grüne Noodles

Ein paar Rosenköhlchen putzen, halbieren, ein paar Röschen Brokkoli bereitstellen, beides in kochendes Salzwasser werfen und ca. 5 Minuten sprudelnd kochen lassen. - Abgießen (Wasser auffangen) und kalt abschrecken. Zum einen um den Garprozess zu unterbrechen und zum anderen um die schöne grüne Farbe zu erhalten. - Edamame Soja Spaghetti lt. Packungsanweisung ca. 4 Minuten im Gemüsewasser kochen. Abgießen und mit einem Schluck Olivenöl entkleben. - In einer Pfanne Kokosöl erhitzen feingehackte Zwiebel und Knobi anschwitzen, Gemüse anbraten, zum Schluss die Nudeln dazugeben. - Mit einem guten Schluck Kokosmilch vercremigen, mit SP und Cayennepfeffer abschmecken. - Anrichten, ein paar Mungobohnenkeimlinge draufgeben und mit Kokos-Chips dekorieren.

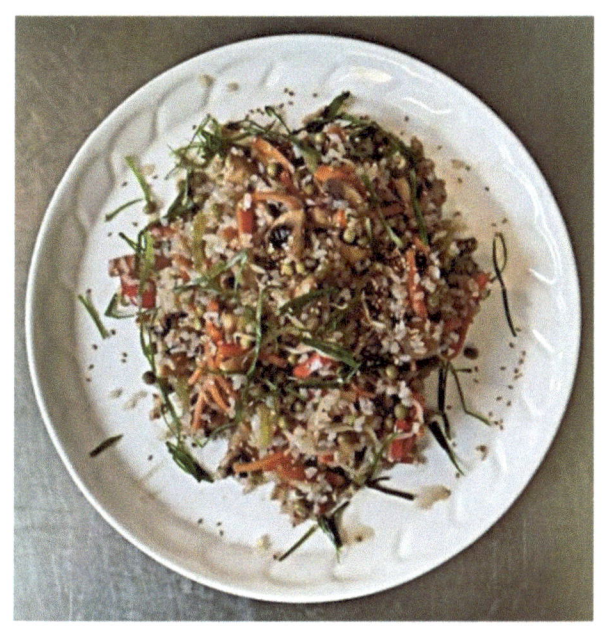

Reispfanne

ZERO Reis aus der Verpackung befreien und unter fließend
kaltem Wasser ordentlich ausspülen.- Für die Gemüsepfanne :
Eine Karotte schälen und in dünne Streifen schneiden. - Eine
kleinere grüne Paprika und eine halbe große rote Paprika
putzen, entkernen und in Streifen schneiden. - Zwiebeln,
Knobi, Ingwer, Chili fein hacken. - Mungobohnenglas öffnen.
- Ein paar Rest-Erbsen aus der Dose bereitstellen. - Ein paar
Champignons putzen udn vierteln. - Eine Frühlingszwiebel
putzen und in Ringe und in Dekostreifen schneiden. - In einer
Pfanne Öl erhitzen. Zunächst die Karottenstreifen anbraten,
dann die Paprika hinzufügen. - Einen Schluck Wasser hinzugeben und dampfen garen. Wenn das Wasser verdunstet ist,
die Pilze hinzugeben. - Mit SP, Koriander und Soja-sauce
würzen. - Zum Schluss ZwieKnoIngPep, Erbsen und Mungo-
bohnen dazugeben. Alles ein paar Minuten zusammen-
schmecken lassen. - Den Reis zugeben, erhitzen, anrichten
und mit Dekogrün und geröstetem Sesam bewerfen.

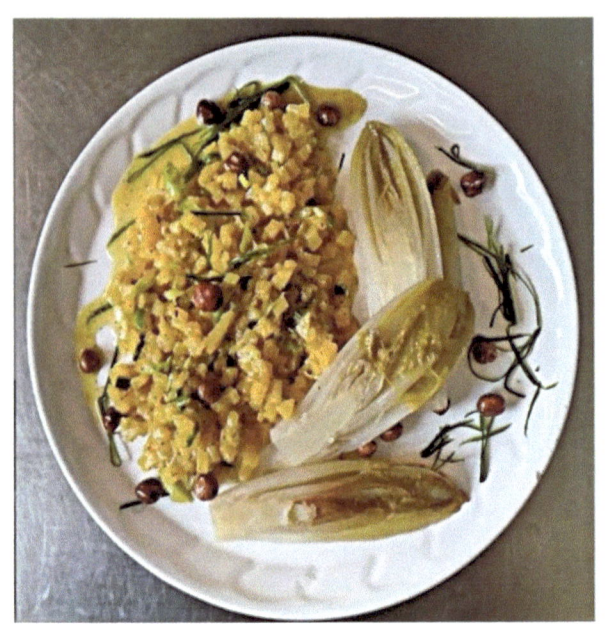

Steckrüben - Haselnussotto mit Chicorée

Chicorée knapp am Stielende abschneiden und die Knospen der Länge nach halbieren. Mit wenig Öl mit der Schnittfläche nach unten anbraten. - Ein paar zerdetschte Knobizehen dazugeben. - Wenden und mit einem Schluck Wasser angießen. Mit SP würzen und unterm Deckel weichdünsten. - Um zu testen, an der dickten Stelle mit einem Messer anpieksen. - Ggf. noch Wasser nachgeben, damit es nicht ansetzt. - Steckrübe schälen und in kleine Würfel schneiden. - In einem Topf etwas Öl erhitzen und die Würfel anbraten. - Feingehackten Knobi dazugeben, mit SP, Kurkuma würzen und knapp mit Wasser (wahlweise Gemüsebrühe) aufgießen. Unter rühren dämpfend garen. - Nach und nach wieder Flüssigkeit hinzugeben (wie bei einem Risotto) bis die Steckrübe schön weich geworden ist. - Anschließend feine Ringe einer Frühlingszwiebel dazugeben, die war so fein und zart, dass die Resthitze der Steckrübe zum andünsten ausgereicht hat. - 1 EL gemahlene Haselnüsse und etwas gemahlenen Chilipulver dazugeben und final abschmecken. - Anrichten, mit ein paar ganzen Haselnüssen und Dekogrün vollenden.

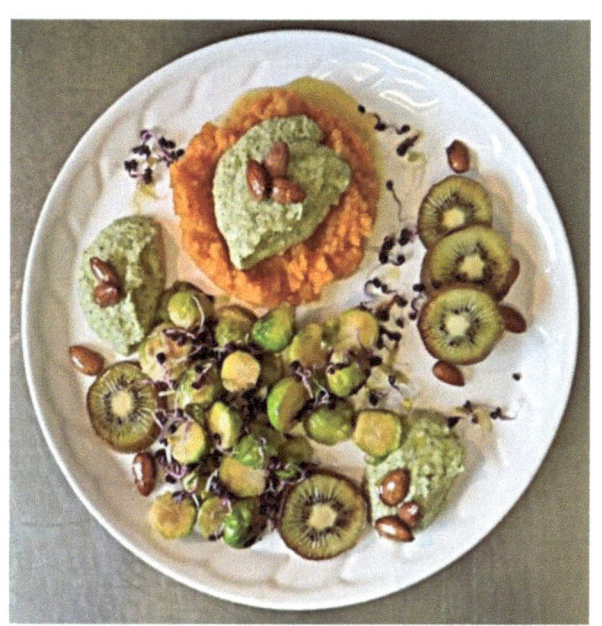

Karottenstampf mit Rosenkohl, Kiwi und Brokkolioli

Für den Stampf Karotten schälen in kleine Stücke schneiden und in Salzwasser Fratze kochen. Abgießen, zerstampfen mit Olivenöl, SP, Chili würzig abschmecken. - Rosenkohl putzen, halbieren und in Salzwasser ca. 8 Minuten bissfest garen. Abgießen und klat abschrecken. Dann in einer Pfanne mit wenig Öl rostig braten. Mit SP würzen. - Für die Brokkolioli = Brokkoli / Aioli - 2 EL weiße Bohnen in einen Mixbecher geben, ein Stück Brokkoli feinhacken und roh dazugeben, Knobizehe dazu, SP, Senf, Zitronensaft - Dann mit dem Stabmixer zermitschen und zermatschen und mit ein paar Schluck Öl vercremigen. . Eine Kiwi waschen, mit Schale in Scheiben schneiden und mit wenig Öl goldig braten. - Alles anrichten, mit ein paar ganze ungeschälte Mandeln und rote Rettichsprossen dekorieren.

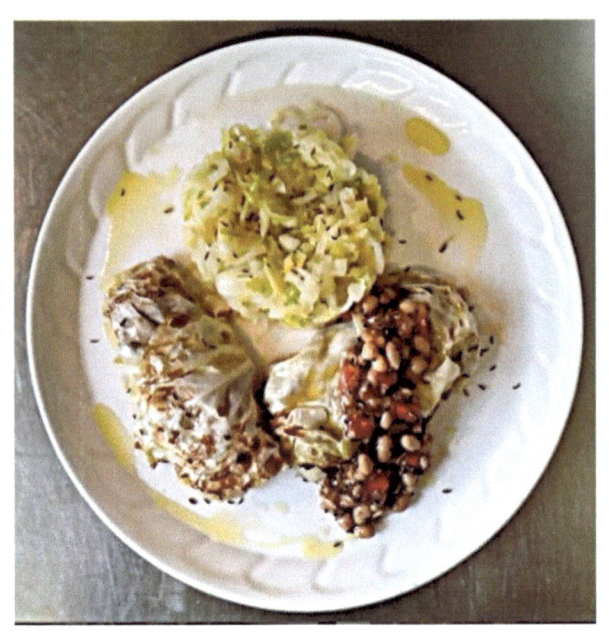

Zweierlei Spitzkohl

Spitzkohl in Blätter teilen, den festen harten Strunk keilförmig
rausschneiden. - Die Blätter mit kochendes Wasser übergießen
und ca. 10 Minuten ziehen lassen. - Abgießen und ausdampfen
lassen. - Als Füllung für die Rouladen habe ich eine selbgekauf-
te Packung Bohnen, Chia, Quinoa Gemüse genommen. Ein
paar schöne Spitzkohlblätter kreisförmig / überlappend ausbreiten, die Fülle mittig draufgeben und zur Roulade rollen. - Diese
dann in wenig Öl von allen Seiten anbraten. Die Füllung ist be-
reist gegart und muss nur warmwerden. - Den restlichen Spitzkohl in feine Streifen schneiden und mit ein paar Lauchstreifen
und Knobi in einer Pfanne warmrühren. Mit SP und Cayennepfeffer würzen. - Anrichten, alles mit ganzem Kümmel bewerfen und mit Olivenöl beölen.

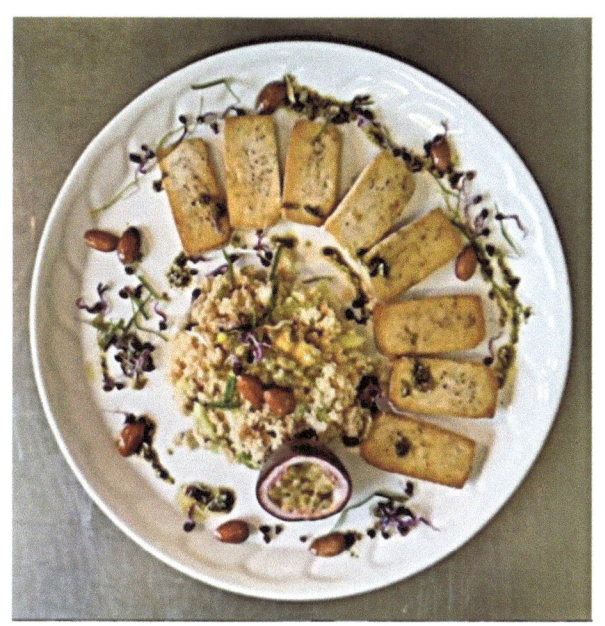

Vanille - Tofu mit Passionsfrucht Couscous

50g rote Linsen Couscous mit 150 ml heißem, nicht mehr
kochende Wasser übergießen und quellen lassen. - In der
Zwischenzeit : Tofu in Scheiben schneiden und mit SP und
Olivenöl marineren. - Couscous auflockern mit feinen Frühlingszwiebelringen, SP, Chili, Olivenöl würzen und die
leckeren leicht säuerlichen Passionsfruchtkerne darunter-
mischen. - Tofu von beiden Seiten anbraten. - Vanillemark
aus der Schote kratzen mit einem Minischluck Öl vermischen
und die Tofu Scheiben bepinseln. - Dazu gab es ein wenig
veganen Mandel-Pesto : ungeschälte Mandelkerne mit Olivenöl, SP, Knobi und Kräuter pürieren. - Ein paar ganze ungeschälte Mandeln und ein paar rote Rettich Sprossen.
- Und noch einen Eisbergsalat mit ohne Bild.

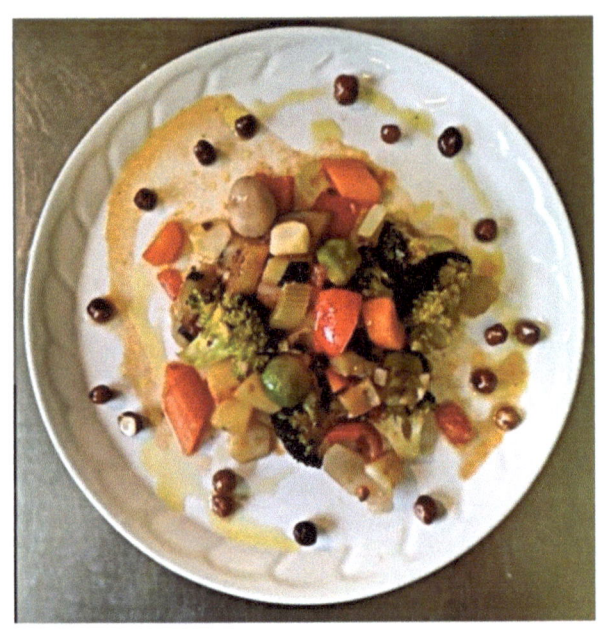

Rumfort Gemüsetopf

Aubergine, rote Paprika, Stangensellerie, Karotten, Rosenkohl, Knollensellerie, Brokkoli, Zwiebeln, Knoblauch, abgezogene Tomaten, Champignons aus der Dose, Kapern - gewürzt mit Olivenöl, Salz, Pfeffer, Chiliflocken, Tomatenmark, Selleriegrün, Petersilie. - Alles an Gemüse in Stücke / Scheiben schneiden. Karotten, Sellerie, Rosenkohl ca. 8 Minuten in Salzwasser garen. - Brokkoli Röschen mit diesem Kochwasser übergießen und ziehen lassen.
- Nacheinander alles in wenig Öl rundsherum anbraten und in einem großen Topf zusammenmischen. Final abschmecken. Dazu gab es ein paar Haselnüsse.

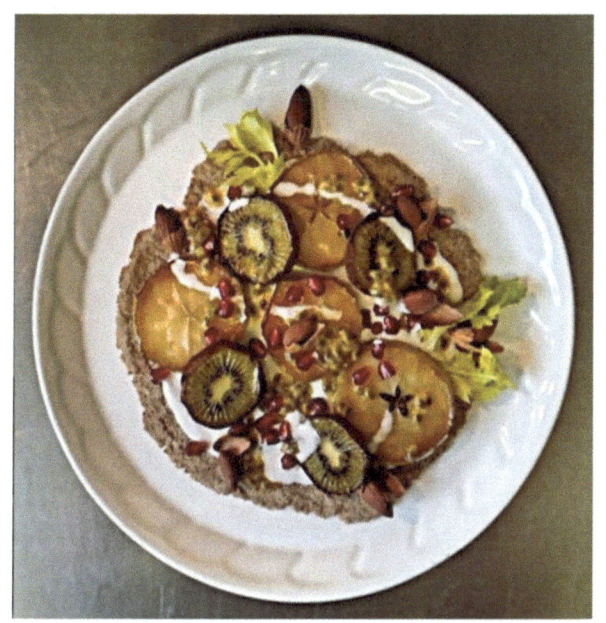

Obst

Das ist ein Knusper - "Keks" - Boden bestehend aus 50g Hafer-
kleie, 10g Goldleinsamen, 10 g geschroteten braunen Leinsamen und 1 TL Flohsamenschalen. - Alles im Mixer zu feinem
Pulver mahlen. - Mit 75 ml Wasser, 1 TL Backpulver, eine
Prise Salz und 1 EL Olivenöl zu einem Teig kneten und mindestens 10 Minuten quellen lassen. - Auf einem mit Backpapier
belegtem Blech kreisförmig ausrollen und im vorgeheiztem
Backofen bei 200°C Umluft ca. 12 Minuten backen.
- Herausnehmen , umdrehen und weitere 5 Minuten backen.
- Ich habe Kokosmilch draufgestrichen (man kann die Kokosmilch aus der Dose dick verstreichen, wenn man die Dose vor
dem Öffnen nicht schüttelt) - Belegt habe ich mit gebratene
Apfel und Kiwi Scheiben, Passionsfrucht- und Granatapfelkernen und ganze ungeschälte geröstete gesalzene Mandeln.

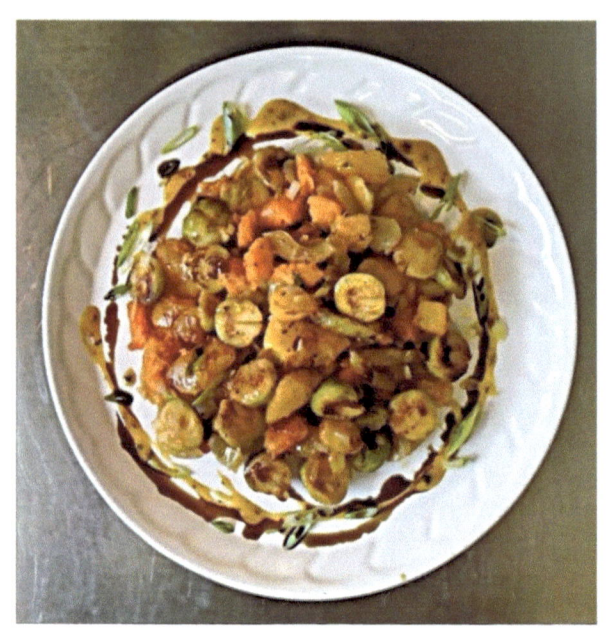

Kürbis Gröstl

Ein Stück Kürbis nach Wahl schälen, entkernen würfeln. - Ich hatte ein Stück Spaghetti Kürbis und ein Stück Muskat Kürbis. - Die Würfel in Salzwasser ca. 8 Minuten kochen. - In der Zwischenzeit ein paar Rosenköhlchen putzen und halbieren, sowie ein bisschen Staudensellerie entfäden und in Stücke schneiden. - Beides in einem Topf geben und das Kochwasser vom Kürbis draufsieben und ebenfalls ein paar Minuten kochen. - Abgießen und kalt abschrecken. - In einer Pfanne etwas Öl erhitzen. Zunächst den Rosenkohl und die Sellerie anbraten, dann den Kürbis dazugeben und noch ein wenig feingehackte Zwiebel, Knobi, Frühlingszwiebel. - Alles mit SP, Chili kräftig würzen. - Anrichten. Dazu und drumherum gab es noch ein bissl Blitz-Vinaigrette (Olivenöl, Zitronensaft, Senf, SP, Kräuter mit dem Schneebesen cremig rühren) und ein bissl mehr Kürbiskernöl.

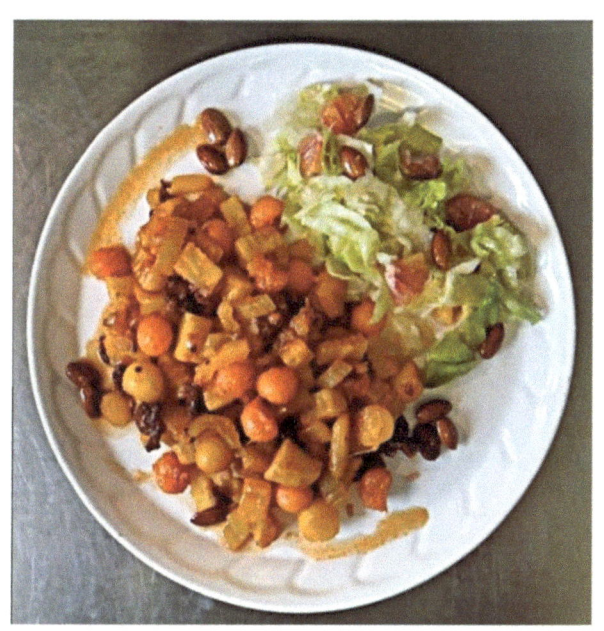

Sunset* Ratatouille mit Salat

Für das Ratatouille : Spaghettikürbis, Muskatkürbis, Stange-
sellerie, Knollensellerie gelbe Paprika putzen und stückeln.
- In einem Topf Wasser erhitzen, mit Salz, Kurkuma und
Kreuzkümmel würzen und zunächst den Knollen- und Stan-
gesellerie hineingeben. Ca. 3 Minuten sprudelnd kochen,
dann den Kürbis dazugeben und weitere 3 Minuten kochen,
dann die gelbe Paprika dazuwerfen und nochmals alles 2
Minuten kochen. Abgießen und das Kochwasser auffangen.
- In einer Pfanne Öl erhitzen und das abgetropfte Gemüse
anbraten. Feingehackte Zwiebel, Knobi, Chili dazugeben,
sowie in Streifen geschnittene getrocknete Tomaten. - 1 EL
Tomatenmark einrühren und mit einem großen Kochwasser
Schwapp ablöschen. - Auf kleiner Hitze ein paar Minuten
köcheln lassen. - Dazu gab es einen Eisbergsalat mit Blut-
orangenstücken und -saft, Olivenöl, SP. - Und ein paar
Salzmandeln. - *Sunset , weil die Farben an einen schönen
Sonnenuntergang erinnern.

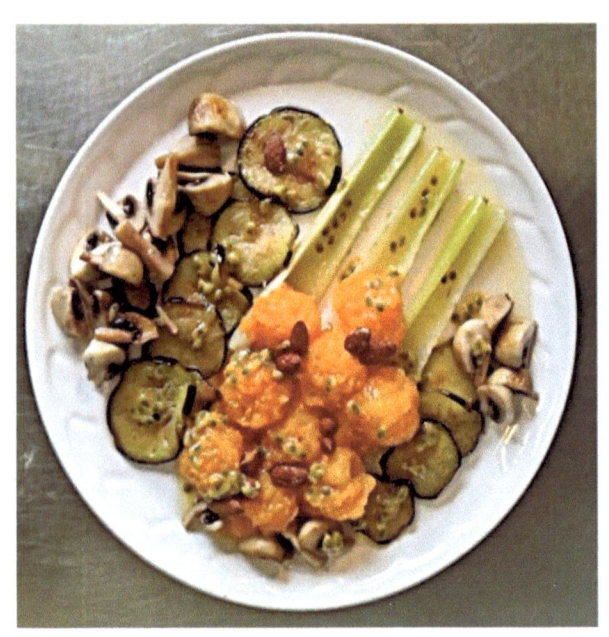

Alles Gemüse, odda was ?

Das Gemüsefach möchte aufgeräumt werden! Das Gemüsefach bitte! - Gefunden habe ich : Zweierlei Kürbis Überbleibsel (Spaghetti - und Muskatkürbis) , schälen, entkernen, würfeln und knapp mit Wasser bedeckt weichstkochen. - Ein paar Stangen Stangensellerie, entfäden in heißes Wasser legen, ca. 10 Minuten ziehen lassen. - Eine halbe Aubergine, in dünne Scheiben schneiden und goldigst braten. - Fünf Champignons , putzen, vierteln und braten. - Den Kürbis abgießen, mit einer Gabel zermatschen und mit SP, Chili und ein bissl Olivenöl würzen.
- Anrichten, mit Passionsfrucht Vinaigrette (ausgekratzte Passionsfrucht mit SP und Olivenöl aufrühren) überträufeln und mit Salz-Mandeln dekorieren.

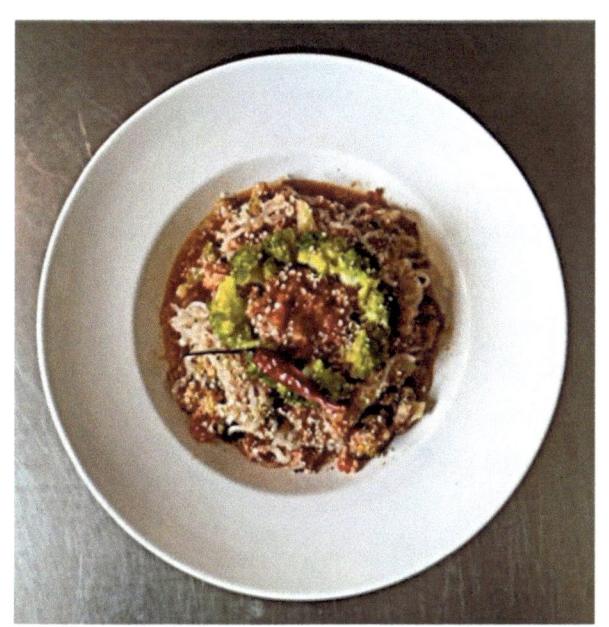

Spaghetti Brovolognese

Die vegane Volognese habe ich portionsweise gefroren. Die Sauce wird wie eine herkömmliche Bolognese gekocht, man nutzt nur anstelle des Fleisches einen veganen Hackersatz. - Ein bissl Brokkoli hatte ich noch. Diese in kleineste Röschen teilen und mit kochendes Wasser übergießen. - Ca. 10 Minuten ziehen lassen. - ZERO Spaghetti aus der Verpackung befreien und unter fließend kaltem Wasser ordentlich ausspülen. (Ja, es riecht so wie nach Fisch. - Nein, da ist kein Wassertier nicht, weit und breit. - Es ist lediglich der typische Eigengeruch der Konjakwurzel) - In einer Pfanne etwas Öl erhitzen, feingehackten ZwieKnoPep anschwitzen, Brokkoli hinzugeben und zum Schluss die aufgetaute Volosauce. - Alles erhitzen, die abgetropften Nudels dazuwerfen, umrühren, fertig. - Oben druff gibt's statt Parmesan : geschälte Hanfsamen. - Mahlzeit!

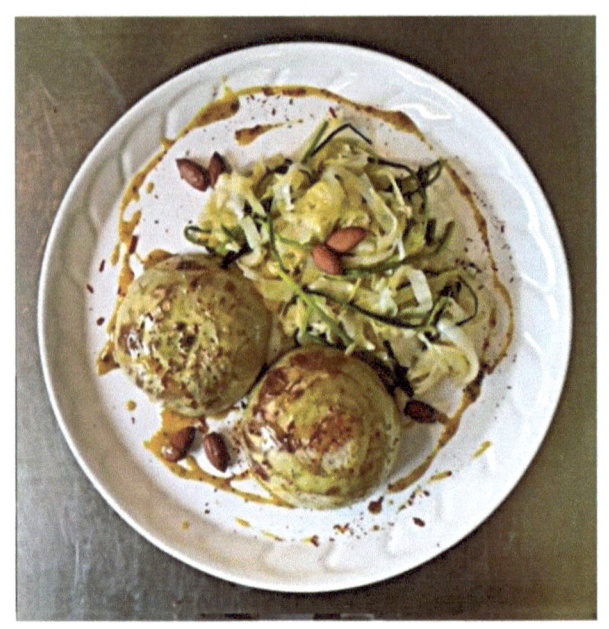

Gebackener Kohlrabi und Spitzkohl

Kohlrabi waschen, halbieren und die Hälften ca. 8 Minuten
in Salzwasser sprudelnd kochen. - Abtropfen lassen , mit der
Schnittfläche nach unten in eine Auflaufform legen, mit SP
würzen und Olivenöl bepinseln. - Im vorgeheiztem Backofen
bei 200°C Umluft ca. 25- 30 Minuten backen. - In der Zwischenzeit den Spitzkohl in Streifen schneiden , waschen und
gut abtropfen lassen. - In einer Pfanne etwas Öl erhitzen, feingehackten Knobi anschwitzen und einen Teil des Spitzkohls
dazugeben, SP würzen und bei kleiner Hitze unterm Deckel
dünsten lassen, ggf. etwas Wasser angießen. - Nach und nach
alles an Spitzkohl dazugeben und umrühren und weiterdünsten.
- Final mit gemahlenen Kümmel, Fenchelsamen, Koriander
abschmecken und fein geschnittenen Lauch unterrühren.
- Anrichten, alles mit Senf-Vinaigrette beträufeln, ein paar
Salz-Mandeln dazulegen und Chili drüberrieseln lassen.

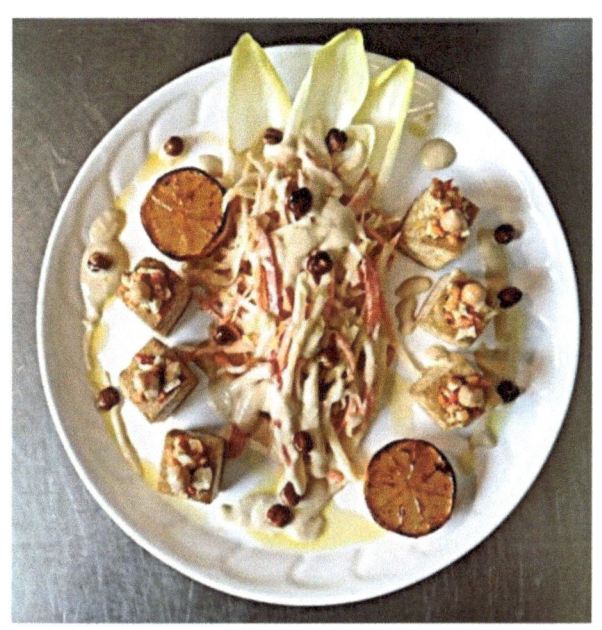

Chicorée - Slaw und gefüllter Tofu

Für den Chicorée Slaw : Chicorée in dünne Streifen schneiden,
eine Karotte schälen und ebenfalls in dünne Streifen schneiden
und eine halber rote Paprika ebenso. (von der Karotte und der
Paprika je drei Streifen beiseite stellen) - Streifen in einer
Schüssel vermischen. - Die vegane Mayonnaise ist auf Kichererbsen Basis. Hier für 2 - 3 EL Kichererbsen inkl. Dosenflüssigkeit mit Senf, SP (nach Geschmack noch Chili oder Knobi),
Zitronensaft mit dem Stabmixer vermitschen und mit Öl cremig
vermatschen. - Mayo zum Salat geben und gut durchrühren.
- Tofu aus der Verpackung befreien, würfeln, die Würfel aus-
höhlen. Mit SP würzen und in einer Pfanne im fingerdicken Öl
von allen Seiten bratfrittieren. - Die Füllung besteht aus den beiseite gestellten Karotten/Paprika und den ausgehöhlten Tofu
Stücken. - Alles feinhacken, mit SP und Cayennepfeffer würzen
und in der Pfanne kurz anschwitzen. - Abkühlen lassen und mit
einem EL Mayo vermischen. Tofu Würfel füllen, alles anrichten,
mit Haselnüssen bewerfen und Olivenöl beölen.

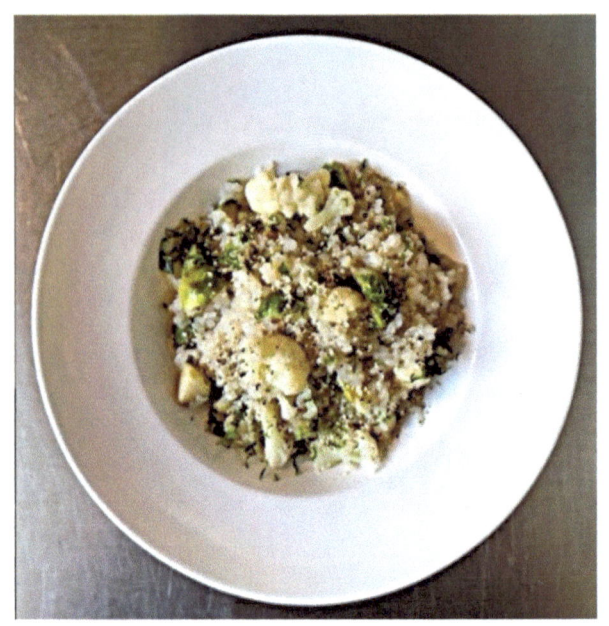

Blitzküche : Brat-Gemüsotto

Rosenkohl putzen, vierteln. - Blumenkohl in kleinste Röschen teilen. - ZERO Reis aus der Verpackung befreien und unter fließend kaltem Wasser ordentlich ausspülen. (Ja, es riecht so wie nach Fisch. - Nein, da ist kein Wassertier nicht, weit und breit. - Es ist lediglich der typische Eigengeruch der Konjak-wurzel). - In einer Pfanne Öl erhitzen, Rosen- und Blumen-kohl anbraten. Ruhig ein bissl rostig werden lassen.
- Ein Schluck Gemüsebrühe angießen und dämpfend garen.
- Feingehackten Knobi und Frühlingsgrün dazugeben. Mit SP und Cayennepfeffer würzen. - Den abgetropften Reis dazu-geben und mit 1 - 2 EL Kokosmilch vercremekleben.
- Anrichten, mit selbst gehackte frische Petersilie und nicht selbst geschälten Hanfsamen bewerfen.

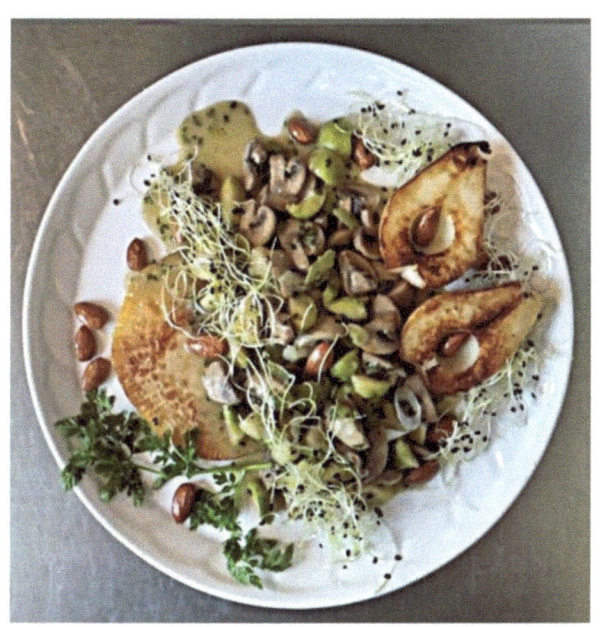

Steckrüben Steak mit Sauce und Birne

Aus der Steckrübe eine schöne cm dicke Scheibe schneiden. Schälen und in kochendes Salzwasser werfen. - Ein paar Rosenköhlchen putzen, vierteln. - Einen Sieb in den Steckrüben-Topf hängen und den Rosenkohl reingeben. - Ein paar Champignons putzen, vierteln. - In einer Pfanne Olivenöl erhitzen und die Champignons anbraten. - Die bissfest gegarten abgetropften Rosenköhlchen dazugeben und braten. Eine in Ringe geschnittene Frühlingszwiebeln dazugeben, mit SP und Cayennepfeffer würzen. - Mit 2 - 3 EL Buchweizenmehl bestäuben (ich nutze immer einen kleinen Sieb) und mit dem Kochwasser nach und nach schluckweise zur Sauce auffüllen.
- Frisch gehackte Kräuter dazugeben. - In einer weiteren Pfanne Olivenöl erhitzen, eine gewaschene, halbierte, entkernte Birne anbraten. - Steckrübe aus dem Wasser fischen und auch von beiden Seiten anbraten. Mit Pfeffer würzen.
- Anrichten, ein paar ganze, ungeschälte Mandeln dazugeben und mit Knoblauch-Sprossen dekorieren.

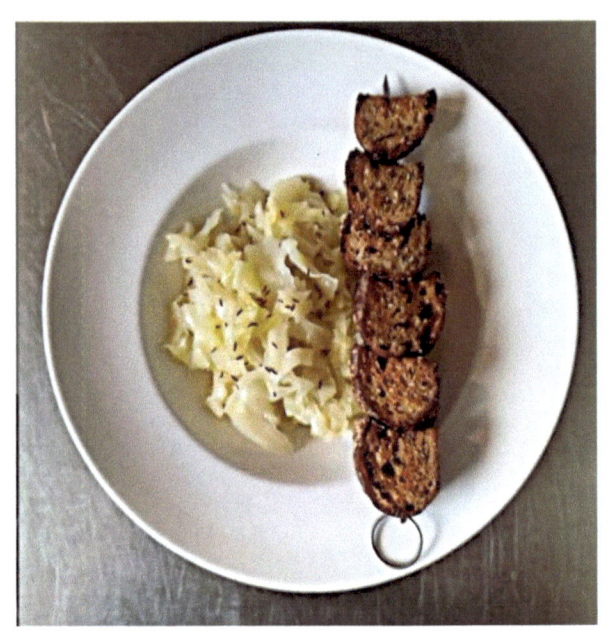

Schmorkohl

*Jaroma-Kohl in Streifen schneiden. In einem Topf Öl erhitzen, feingehackte ZwieKno farblos anschwitzen und einen Teil der Kohlstreifen hinzugeben, einen Schluck Wasser angießen. Mit SP würzen und unterm Deckel schmoren lassen. Nach und nach alle Kohlstreifen hinzugeben und unterrühren. Mit ganzem Kümmel vermischen und final abschmecken.
- Dazu gab es ein selbstgekauftes Eiweißbrötchen, in Stücke geschnitten, mit Öl geröstet und mit Cayennepfeffer verschärft.
* Diese Kohlart wir auch Ur-Kohl genannt. Der Jaroma-Kohl hat eine abgeflachte Form, die Blätter sind hellgrün und glänzen wachsartig. Er schmeckt knackig, wenig kohlartig, mild, leicht nussig, süßlich und verströmt beim Zubereiten keinen typischen Kohlgeruch.

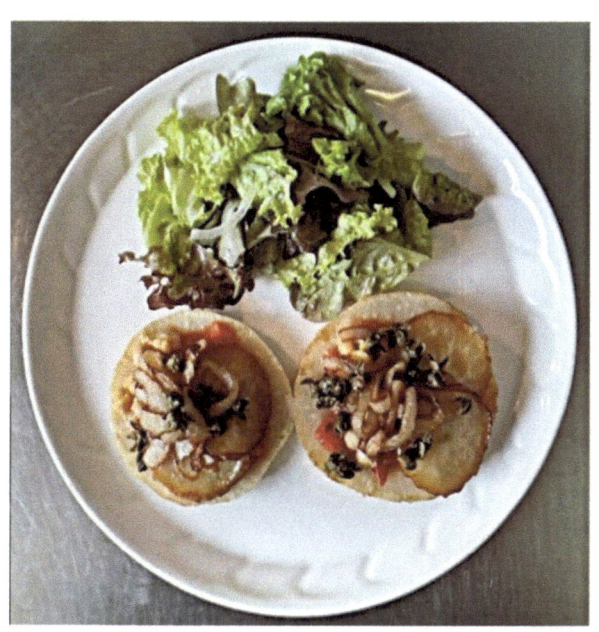

Mini Pizza - aus Knollensellerie - mit Salat

Zwei Scheiben geschälte Knollensellerie in Salzwasser bissfest garen. - Eigentlich wollte ich frittierte Kapern dazu haben. - Da ich keine Fritteuse habe, frittiere ich äußerst selten und dann im Topf. - Öl also im Topf erhitzen. Einen Holzlöffel mit dem Stiel auf den Topfboden stellen. Wenn kleine Bläschen am Holz entlang aufsteigen, ist die richtige Temperatur erreicht. - Kapern auf Küchenkrepp abtropfen lassen. - Frittieren und erneut auf Küchenkrepp vom überschüssigen Fett befreien. - Und weil das Öl bereits heiß war, habe ich noch einen in Scheiben geschnittenen Braeburn Apfel und ein bisschen Zwiebel frittiert. - Pizza basteln : Kurz angebratene Knollensellerie + Tomatensauce (gehackte Tomaten aus der Dose mit SP, getrockneten Oregano und Olivenöl gepimpt) + zerdetschte Kichererbsen + die Apfelscheiben+ die frittierten Zwiebeln. - Den Regrowing-fähigen Multicolor-Salat (Lollo Rosso , Lollo Bionda und roter Eichblatt) vom Wurzelballen zupfen, waschen, schleudern, mit Zwiebelstreifen vermischen und mit ZÖSP* würzen.

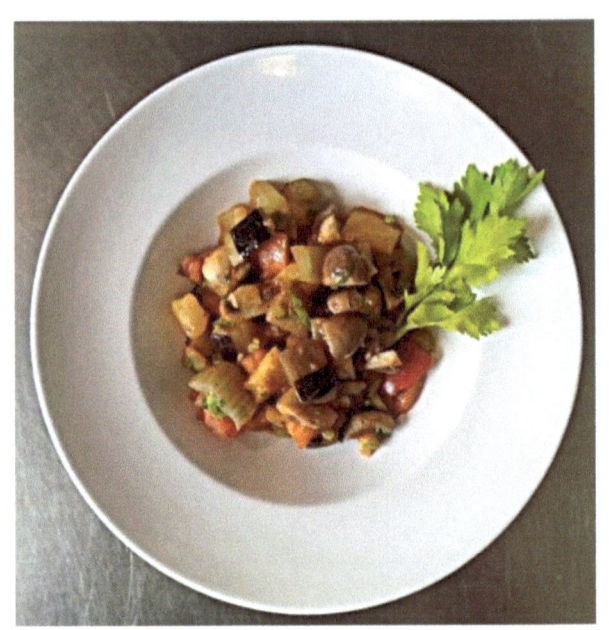

Ratatouille

Aubergine waschen, anschälen und würfeln. - Rote und gelbe Paprika putzen, würfeln. - Fleischtomate häuten, würfeln. - ZwieKnoPep feinhacken. - Weiße und braune Champignons putzen und vierteln. - Stangensellerie entfäden und stückeln. - In einem großen Topf 3 - 4 EL Öl erhitzen. ZwieKnoPep glasig dünsten. Dann nacheinander die Gemüsesorten dazugeben und anbraten: zuerst die Stangenselleriestücke, dann Paprikastücke, dann Aubergine und Pilze. Dabei immer etwas Öl nachgießen. Alles kräftig mit SP würzen, zum Schluss ein EL Tomatenmark und die gehackte Tomate hinzufügen. Getrockneten Rosmarin und Thymian dazugeben und zugedeckt bei mittlerer Hitze ca. 20 Min. zusammenschmoren lassen. Frisch geschnittenen Stangenselleriegrün dazugeben und final abschmecken.

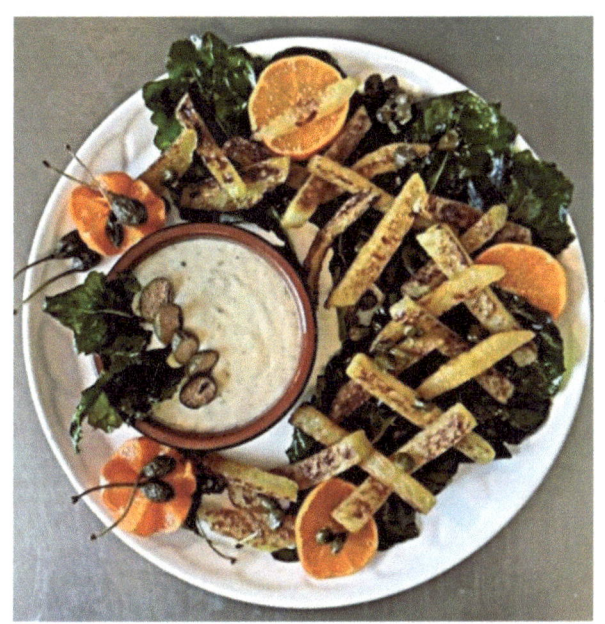

Geröstete Kohlrabi Stifte mit veganer Remoulade

Kohlrabi schälen, stifteln, in Salzwasser ca. 5 Minuten sprudelnd kochen. Abgießen und ausdampfen lassen. - Backofen auf 200°C Umluft vorheizen. - Kohlrabi-Stifte in eine Schüssel geben, mit Olivenöl, Ras el Hanout , SP rundherum marinieren. - Mit etwas Abstand zueinander auf einen Backblech legen und im Ofen solange rösten, bis die Farbe zusagt. - Ab und zu drehen. (Keinen Backpapier nutzen, denn darauf staut sich die Feuchtigkeit und die Kohlrabi röstet nicht, sondern kocht im eigenen Saft) - In der Zwischenzeit die vegane Remoulade zubereiten: abgetropfte weiße Bohnen aus der Dose , Kapern, Kapernwasser, Senf, SP mit dem Stabmixer zermitschen und zermatschen und mit Öl cremig rühren. - Frisch geschnittenen Schnittlauch drunter mischen.
- Ein paar Kohlrabi Blätter, Kapernäpfel und Kapern frittieren.
- Alles anrichten und dazu als fruchtige Komponente Mandarinen dekorieren.

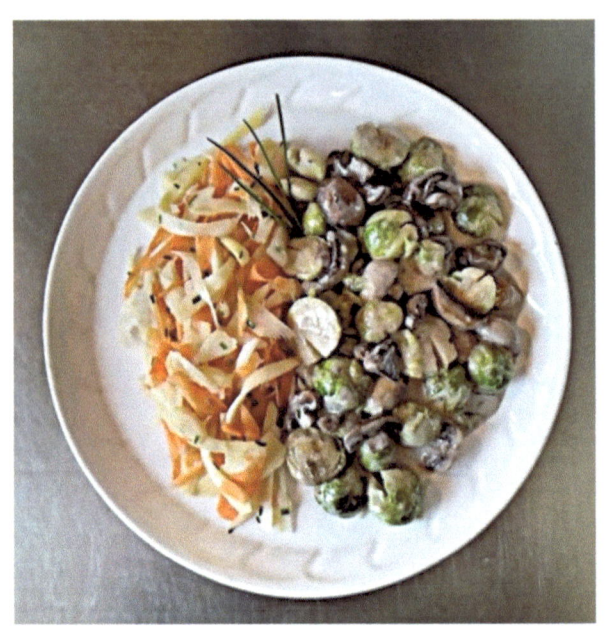

Rosenkohl Zürcher Art mit Gemüse Tagliatelle

Rosenkohl putzen, halbieren und in Salzwasser bissfest garen.
- In der Zwischenzeit Karotte und Petersilienwurzel schälen und
mit dem Sparschälen immer weiter in "Tagliatelle / Bandnudeln
Form" schälen. - Streifen in einen Topf geben und das Kochwasser vom Rosenkohl draufsieben. - Rosenkohl kalt abschrecken um die Farbe zu erhalten. - Gemüsestreifen im heißen
Wasser ziehen lassen. - Braune und weiße Champignons putzen,
vierteln. - ZwieKno feinhacken. - In einer Pfanne Öl erhitzen,
den Rosenkohl rostig braten, herausnehmen. - ZwieKno in die
Pfanne geben und glasig dünsten, dann die Pilze hinzugeben und
braten. - Rosenkohl wieder hinzugeben. Mit SP würzen, mit etwas Mehl (ich hatte Buchweizen) bestäuben und mit Kokosmilch
versaucigen. - Gemüse Tagliatelle abgießen, in einer anderen
Pfanne Olivenöl erhitzen, Gemüse warmdrehen, mit SP würzen
und mit frisch geschnittenem Schnittlauch vermischen.

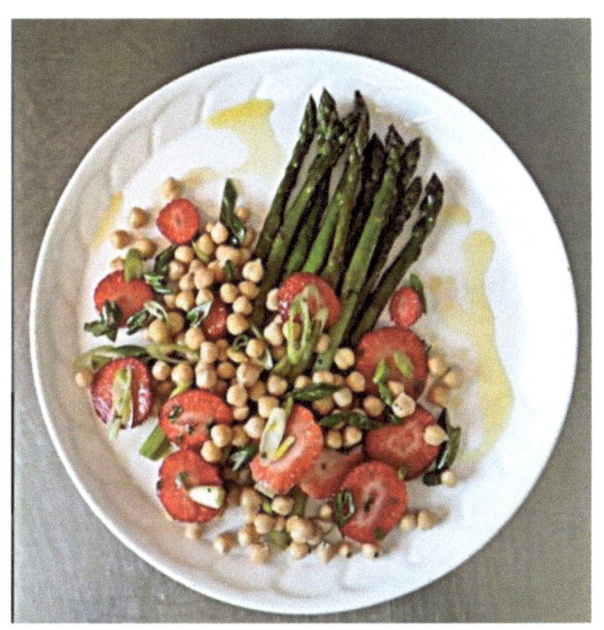

Spargel und Erdbeeren

Die holzigen Enden vom grünen Spargel abschneiden. - Ich
schäle den grünen Spargel etwa zur Hälfte (auf besonderen
Wunsch eines einzelnen Herren) - Salzwasser aufkochen und
den Spargel (je nach Dicke) 3 bis 6 Minuten leicht simmernd
kochen. - Herausfischen und kalt abschrecken, damit die schöne Farbe erhalten bleibt. - In das Kochwasser nun die Enden
und Schalen geben, einmal kräftig aufkochen und ca. 10 Minuten ziehen lassen. - Das gibt einen schönen Spargelfond als
Basis für eine Suppe. - Spargel in Olivenöl von allen Seiten
anbraten, Knobi, SP und frisch gehackte Petersilie dazugeben.
- Dazu gab es heute einen Erdbeeren / Kichererbsen Salat mit
Frühlingszwiebel, Schnittlauch, SP und extra viel Olivenöl.

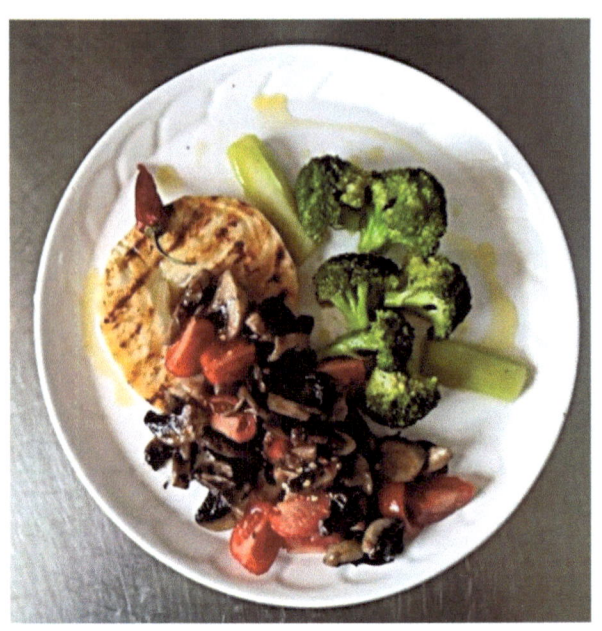

Knollensellerie Steak mit Chili - Pilzen und Brokkoli

Eine fingerdicke Scheibe Knollensellerie schälen und in Salzwasser bissfest garen. - Abtropfen lassen , Kochwasser aufheben. - Brokkoli waschen, in Röschen teilen. - Den Strunk schälen und stückeln. - Knobizehen schälen und zerdetschen. - Champignons putzen und stückeln und zwei kleine Tomaten waschen und achteln. - In einem Topf Olivenöl erhitzen und den Knobi anschwitzen. Dann zunächst den Brokkoli Strunk dazugeben, SP würzen und mit einem guten Schluck aus dem Kochwasser aufgießen. - Unterm Deckel ein paar Minuten garen. - Dann die Röschen dazugeben und ggf. wieder etwas Kochwasser und die Röschen bissfest garen.
- Knollenselleriescheibe mit SP würzen und auf der Grillpfanne von beiden Seiten rostig braten. - Pilze in Olivenöl braten zum Schluss mit reichlich Chili und den Tomatenecken vermischen.
- Anrichten und überolivenölen.

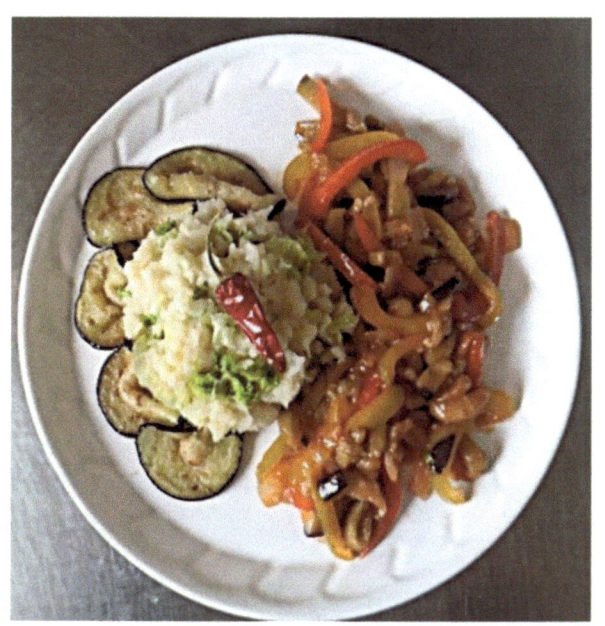

Knollensellerie Stampf
mit Auberginen-Paprika Gemüse

Knollensellerie schälen, würfeln und in Salzwasser Fratze kochen. - In der Zwischenzeit : Aubergine waschen, zunächst in Schieben dann in Streifen schneiden. - Gelbe und rote Paprika waschen und in Streifen schneiden. - Zwiebel in Streifen schneiden. - Knobi hacken. - In einer Pfanne Olivenöl erhitzen und die Auberginenstreifen von allen Seiten goldig braten, SP würzen. - Herausnehmen und auf einem Teller parken. - Dann die Paprikastreifen anbraten, ZwieKno dazugeben und vom Kochwasser ausm Topf nebenan angießen damit die Paprika dämpfend garen kann. - Ggf. wiederholen. - Auberginenstreifen wieder hinzugeben und mit scharfer roter Currypaste, 1 EL Tomatenmark und etwas vom Kochwasser finalisieren.
- Sellerie abgießen, zerstampfen und mit Olivenöl, SP würzen.
- Zum Schluss ein paar in feine Streifen geschnittene Blätter vom Lollo Bionda Salat unterrühren.

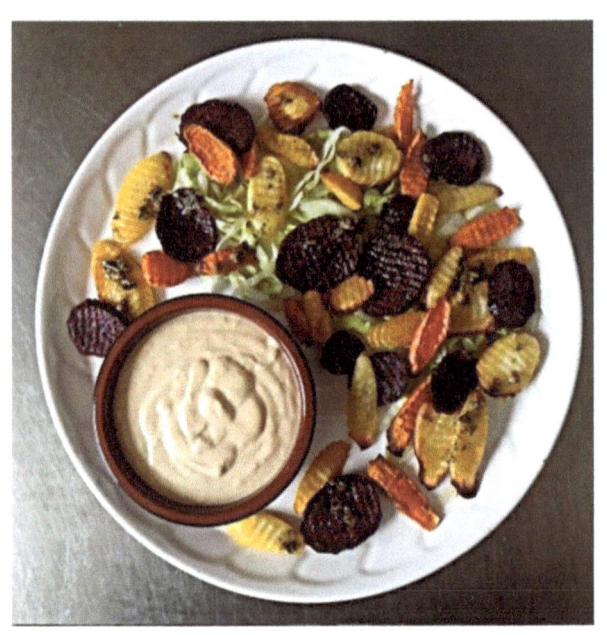

Wurzelwerk mit Mayonnaise

Eine orangene und eine gelbe Karotte, eine Pastinake, eine Petersilienwurzel und zwei Rote Bete Knollen, putzen und in Scheiben schneiden. (Ich habe die Rote Bete separat zubereitet, sonst wäre alles schick altrosa geworden).
- Das Gemüse mit Olivenöl, SP, Chili marinieren und im vorgeheiztem Backofen bei 200 °C Umluft ca. 20 Minuten backen, gelegentlich an der Auflaufform oder Backblech rütteln. Aber keinesfalls Backpapier verwenden, denn darauf staut sich die Feuchtigkeit und das Gemüse wird nicht bissig
- Für die Mayonnaise : Kichererbsen mit Senf, Zitronensaft und -abrieb und SP mit dem Stabmixer zermitschen und mit Öl cremig aufrühren. - Das Gemüse habe ich auf Eisbergsalat Chiffonade angerichtet und mit Kräuter - Öl (Olivenöl, SP, Rosmarin und Thymian) beträufelt.

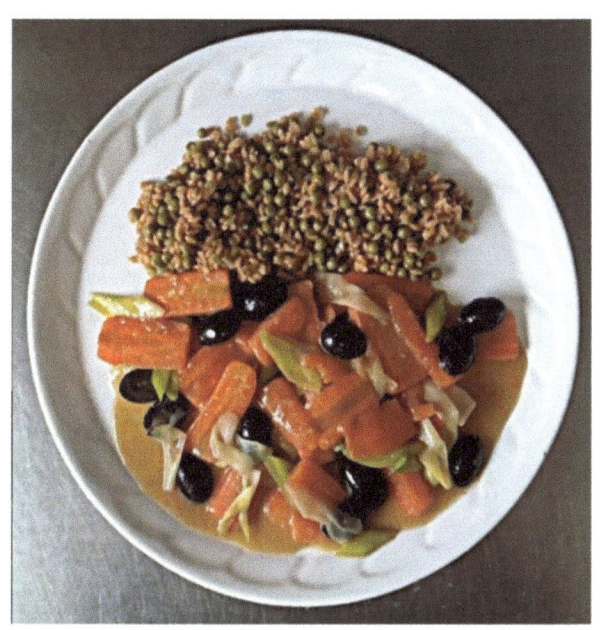

Karotten-Lauch Fricassée mit Risi e Bisi

Karotten schälen und in breite Streifen schneiden. - Lauch putzen und in Ringe schneiden. - Knobi fein hacken. - Hülsenfrüchtereis in Salzwasser kochen. - Feine Erbsen aus der Dose befreien. - Karottenstreifen in Gemüsebrühe ca. 5 Minuten ankochen. - Abgießen, Brühe auffangen. - In einem Topf Öl erhitzen, Knobi und Lauchringe anschwitzen, Karotten dazugeben, mit Mehl bestäuben (ich hatte Buchweizen) und mit der Gemüsebrühe aufgießen. Auf kleiner Hitze ein paar Minuten köcheln lassen bis die Sauce schön andickt. - Hülsi-Reis mit den Erbsen vermischen und mit SP , Olivenöl würzen. - Fricassée mit SP abschmecken und ein paar halbierte kernlose dunkle Trauben dazugeben.

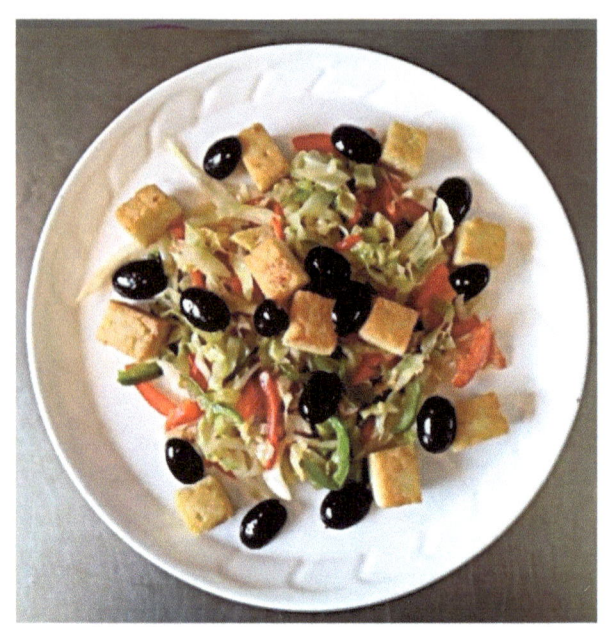

Spitzkohl mit Seidentofu

Für den Seidentofu auf Kichererbsen-Basis : getrocknete Kichererbsen über Nacht in kaltes Wasser geben und quellen lassen. - Abgießen, abspülen und mit Zugabe von Schluckweise neues Wasser im Hochleistungsmixer zu einer feinen Creme mixen. (Vergleichbar in der Konsistenz wie Schlagsahne). - Einen flache Form fetten (ich habe Olivenöl genommen) - Die Kichererbsen asse salzen (nach Geschmack noch mit Gewürzen versehen z.B. Kurkuma, Chili, Bärlauch etc.) in einen Topf geben und unter Rühren bei kleiner Hitze aufkochen und immer weiter Rühren bis die Massen die Konsistenz von einem dicken Pudding erreicht hat. - Sofort in die Form füllen, mit einem beölten Spatel glattstreichen. Abkühlen lassen und mindesten 4 Std. kühlen. - Man könnte die Masse vor dem kochen noch durch einen feinen Sieb oder durch einen Nusstuch treiben, war mir aber zu aufwändig und es war mir auch zu Schade um den zurückbleibenden "Rest". - Spitzkohl und bunte Paprika in Streifen schneiden. -ZwieKno fein hacken. - In einer Pfanne zunächst Kohl und Paprika in wenig Öl anbraten und unter Drehen und Wenden im eigenen Saft dämpfend garen. ZwieKno hinzugeben mit SP, Chili abschmecken. - Tofu in Stücke schneiden und rundsherum anbraten. Anrichten, in die Tofu Pfanne ein paar halbierte kernlose dunkle Trauben kurz warmdrehen

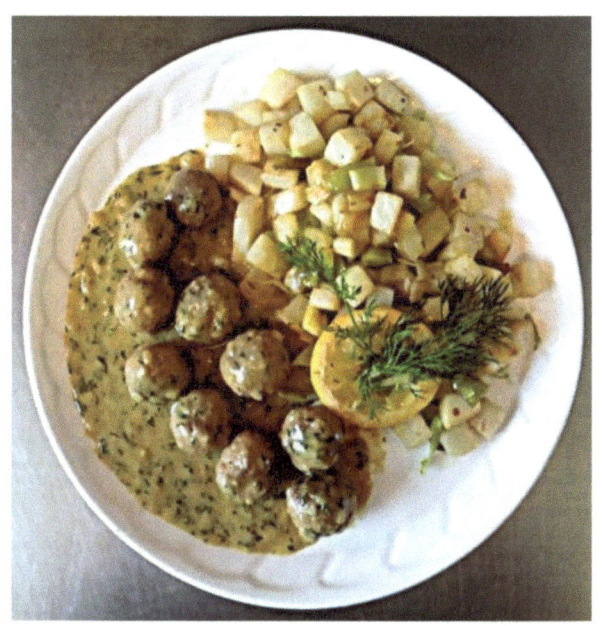

Vackbällchen in Dill-Senf-Sauce mit Knollensellerie

Knollensellerie schälen, würfeln und in Salzwasser bissfest garen, kurz vor Schluss ein paar Lauchringe dazugeben. - Abgießen und das Kochwasser auffangen. - In einer Pfanne Öl erhitzen und das Gemüse anbraten, mit SP würzen. - Veganen Hack mit einer feingeschnittenen Frühlingszwiebel vermengen und zu Bällchen formen. - In einer Pfanne Öl erhitzen und die Bällchen anbraten. Durch Rütteln und Schütteln und im Kreis schwenken der Pfanne werden die Bällchen von allen Seiten gleichmäßig gegart und bekommen eine schöne rostige Brat farbe. - Die Bällchen herausnehmen, feingehackte Zwiebel und Senf in den Bratansatz rühren, 1 EL Mehl dazugeben (ich hatte Buchweizen) und mit dem Kochwasser zur Sauce aufgießen. Mit SP, Cayennepfeffer würzen, feingehackten Dill dazugeben und die Bällchen in der Sauce warmwerden lassen.

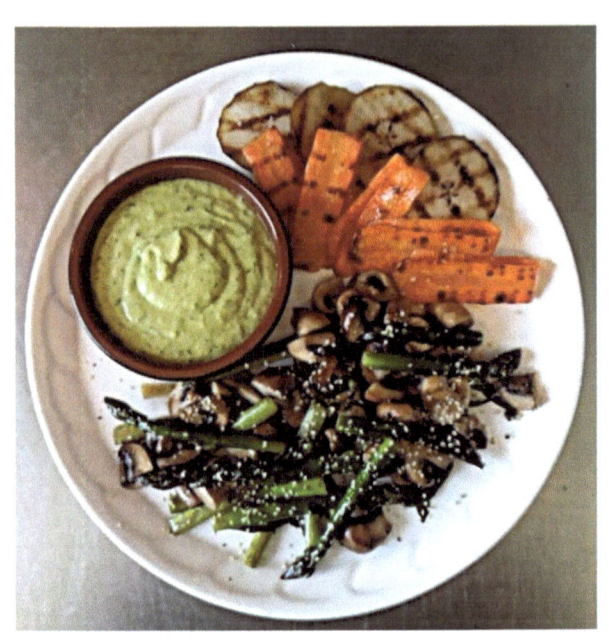

Gemüse mit Kräuter - Aioli

Eine Karotte schälen, längst in Streifen schneiden und in Salzwasser ca. 5 Minuten kochen lassen. - Grünen Spargel putzen,
anschälen, halbieren. - Karottenstreifen aus dem Wasser fischen
und den Spargel hineingeben. Auch ca. 5 Minuten kochen, abgießen und kalt abschrecken. - Eine Birne waschen und in runde
scheiben schneiden. - Ein paar weiße und braune Champignons
putzen und vierteln. - Eine Frühlingszwiebel in Ringe schneiden.
- Grillpfanne erhitzen und die Karottenstreifen und Birnenstücke
von beiden Seiten rostig braten. - Danach die Champignons in
die Grillpfanne geben und braten, Spargel und Frühlingszwiebel
hinzugeben und alles mit SP, Chili würzig abschmecken. - Für
die Kräuter - Aioli : Kichererbsen aus der Dose mit Senf, SP,
Zitronensaft , Knobi und frischen Kräutern nach Wahl (ich hatte
Petersilie, Dill und Koriander) mit dem Stabmixer zermitschen
und mit Öl cremig aufrühren. - Anrichten, auf Birne und Karotte
Räuchersalz streuen und das Gemüse mit geschälten Hanfsamen
 bewerfen.

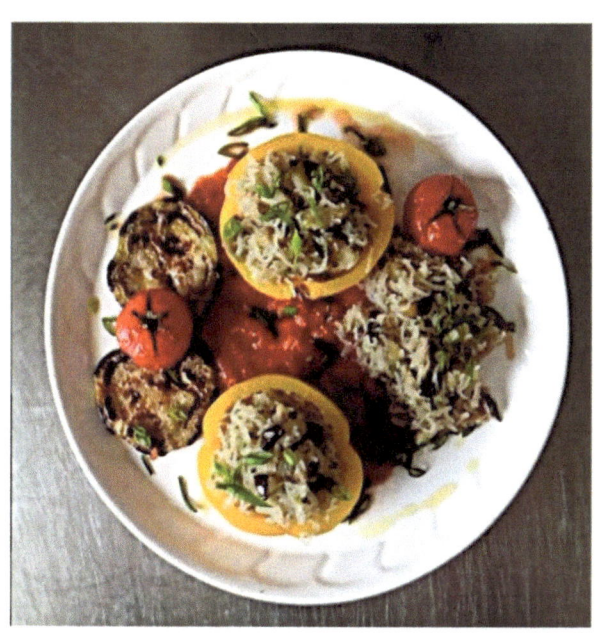

Gefüllte Paprika

Eine gelbe Paprikaschote waschen, halbieren, entkernen und in kochendes Salzwasser werfen. Ca. 6 Minuten sprudelnd kochen. - Für die Füllung wollte ich eigentlich Konjak Reis nutzen, hatte ich aber keinen mehr da und so habe ich einfach eine Packung Konjak Spaghetti zerhackt. - ZERO Noodles also aus der Verpackung befreien und unter fließend kaltem Wasser ordentlich ausspülen. (Ja, es riecht so wie nach Fisch. - Nein, da ist kein Wassertier nicht, weit und breit. - Es ist lediglich der typische Eigengeruch der Konjakwurzel) - In einer Pfanne Auberginenwürfel mit ZwieKno anbraten, mit SP und Chili kräftig würzen und dann die feinhackten Nudeln dazugeben. - Die Paprikahälften füllen. - Auf Tomatensauce (ZwieKno, Karotten- und Selleriewürfel, Tomatenmark, geschälte (pürierte) Tomaten aus der Dose, SP, frische Kräuter) setzen , mit geschmolzenen Kirschtomaten dekorieren, mit Frühlingszwiebelgrün bewerfen und natürlich mit Olivenöl beölen.

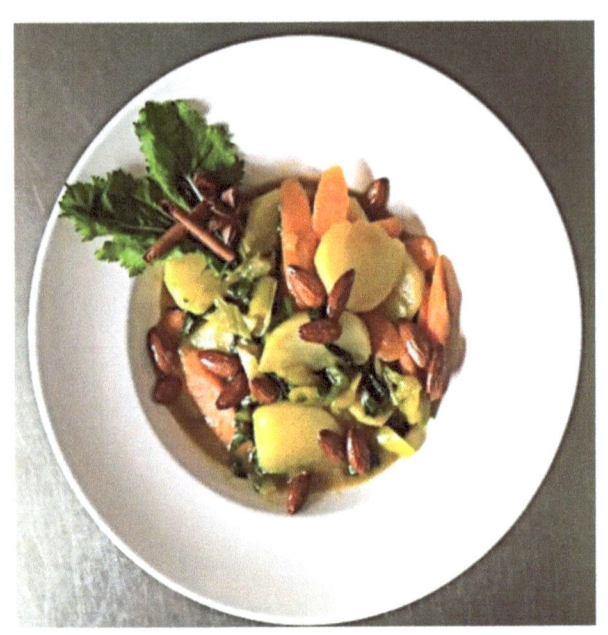

Mairübchen Ragout Marrakesch

Mairübchen schälen und in Spalten schneiden. - Eine Karotte schälen und in Scheiben schneiden. - Ein Stück Lauch putzen und in Ringe schneiden. - Knobi feinhacken. - Mairübchen Blätter waschen und in Streifen schneiden. - In einer Pfanne etwas Öl erhitzen und zunächst die Mairübe und Karotten anbraten. - Lauchringe und Knobi dazugeben. - Mit SP würzen, etwas Wasser angießen und dämpfend garen. - Wenn die Flüssigkeit verdunsten ist, tieeeef in die Gewürzkiste greifen und mit Ras el-Hanout, Kurkuma, Chili, Kreuzkümmel und Zimt würzig vollenden. - Die Blätterstreifen dazugeben und wieder etwas Wasser angießen, aufkochen lassen und mit etwa 1 EL Mehl (ich hatte Buchweizen) bestäuben um eine kleine Sauce zu binden. - Anrichten und mit ungeschälten ganzen Mandelkernen dekorieren.

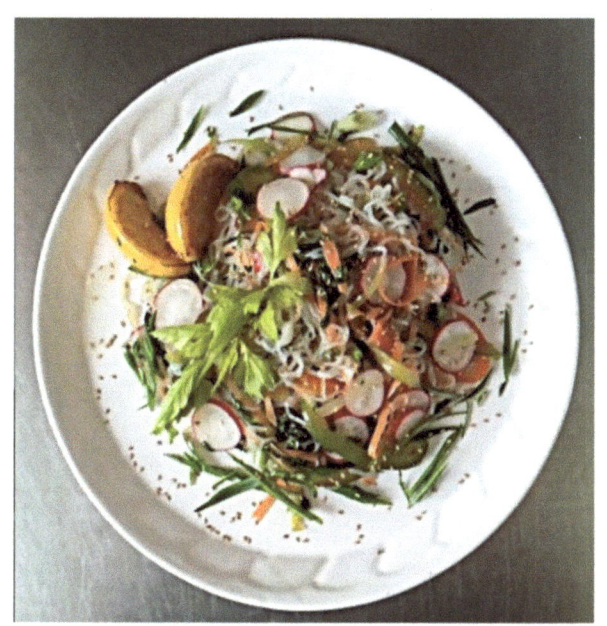

Fake - Glasnudelsalat

ZERO Noodles aus der Verpackung befreien und unter fließend kaltem Wasser ordentlich ausspülen. (Ja, es riecht so
wie nach Fisch. - Nein, da ist kein Wassertier nicht, weit und
breit. - Es ist lediglich der typische Eigengeruch der Konjakwurzel) - Eine Karotte in feinste Streifen schneiden. - Grüne
und rote Paprika , Stangensellerie, das weiße einer Frühlingszwiebel ebenso. - Knobi und Chilischote feinhacken. - Gemüse mit kochend heißem Wasser übergießen und ca. 10 Minuten ziehen lassen. - Radieschen putzen in feine Scheiben schneiden. - Mairübchen-Blätter waschen und in feine Streifen schneiden. - In einer Schüssel die Vinaigrette zubereiten aus : Olivenöl, Senf, Zitronensaft, Spritzer Soja-Sauce, SP. - Zero Noodles,
Radieschen, Blätter und das abgetropfte Gemüse dazugeben
und gut durchmischen. - Anrichten, mit dem feingeschnittenen
Grün der Frühlingszwiebel und gerösteten Sesam bewerfen.

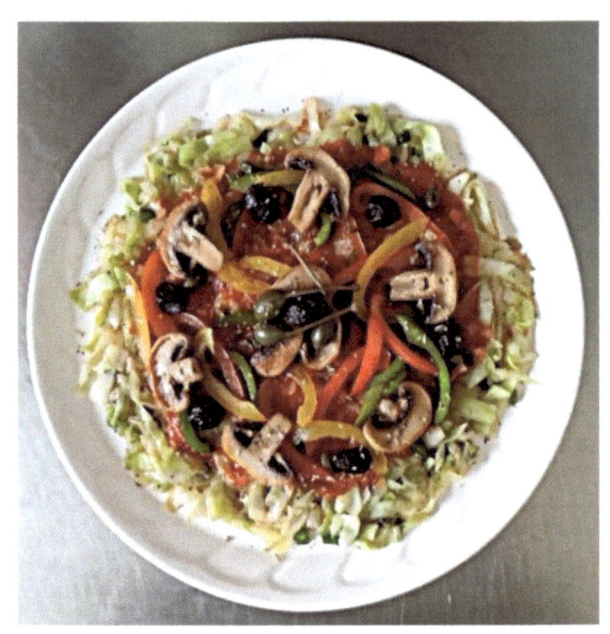

Spitzkohl Pizza

Ein Stück Spitzkohl in feinste Streifen schneiden und mit wenig Öl leicht rostig braten. Feingehackten Knobi und eine in Ringe geschnittenen Frühlingszwiebel dazugeben und mit SP würzen. - Flach auf einem Teller auslegen als "Pizzaboden" - Belegt habe ich mit : Tomatensauce (aus geschälten Tomaten mit SP, Chili, getrocknetem Oregano gewürzt) - gebratenen Champignonscheiben, gebratenen bunten Paprikastreifen, schwarzen Oliven und Kapern / Kapernäpfeln. - Den Teller für etwa 5 Minuten in den 160°C Umluft vorgeheiztem Ofen schieben um die Pizza zu temperieren. Habe ich etwa einen richtig riesig großen Spitzkohl gekauft ? Möglicherweise!

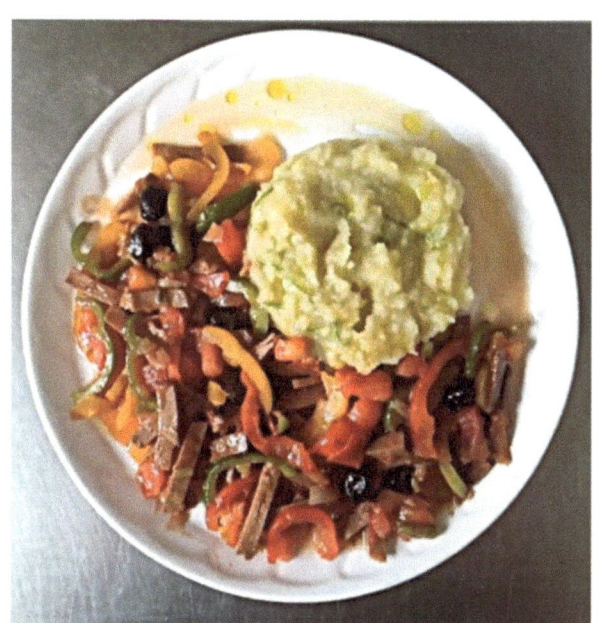

Seitan Geschnetzeltes
Balkan Art mit Sellerie / Zucchini Mousseline

Knollensellerie schälen und würfeln, mit gewürfeltem Zucchini in wenig Salzwasser weichkochen bis fast die ganze Flüssigkeit verdunstet ist. - Mit dem Stabmixer feinmitschen und matschen und mit SP würzen und mit etwas Olivenöl vercremigen. - Für das Geschnetzelte : Seitan in Streifen schneiden, mit bunten Paprikastreifen in Öl anbraten, ZwieKno dazugeben , eine ge- würfelte Fleischtomate, SP , reichlich Chili , 1 EL Tomatenmark, etwas Wasser um alles leicht saucig zu bekommen. Zum Schluss ein paar schwarze Oliven dazugeben. Anrichten und nochmals über alles drüber olivenölieren.

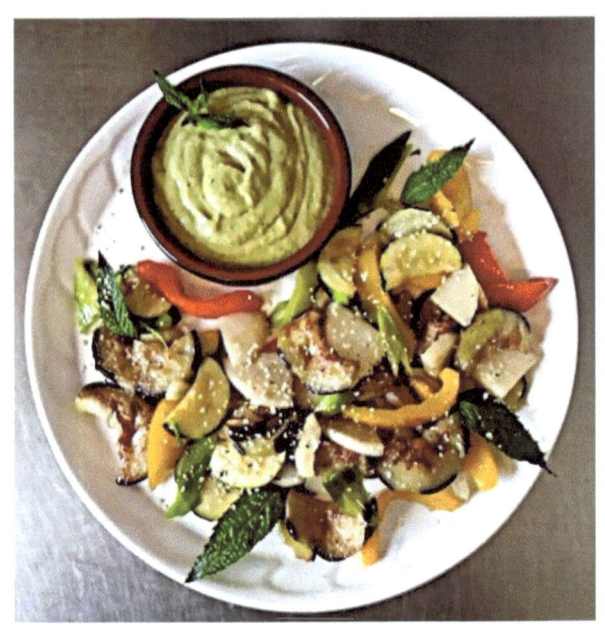

Pfannen - Gemüse mit Meerrettich - Minze - Aioli

Aubergine, Zucchini, gelbe und rote Paprika, Mairübchen, Lauch, Fenchel - putzen , stückeln und nacheinander in der Pfanne anbraten, mit SP würzen. - Das jeweils angebratenen Gemüse in einer Schüssel parken bis alles zusammen ist.
- Dann alles wieder in die Pfanne geben, erhitzen und final abschmecken. - Für die Aioli habe ich : Kichererbsen und grüne Erbsen (beides Dosenfutter) mit Meerrettich, Senf, Zitronensaft, SP, reichlich frische Minze mit dem Stabmixer zermitscht und zermatscht und mit Öl cremig aufgerührt.
- Anrichten und alles mit geschälten Hanfsamen bewerfen.

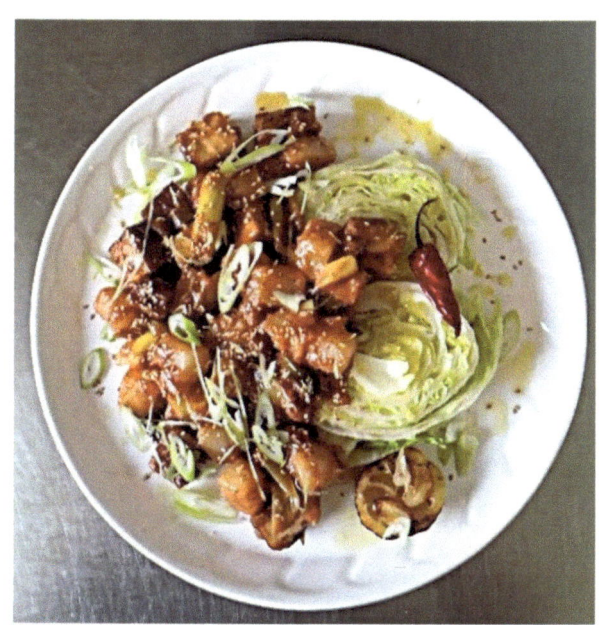

Knoblauch - Tofu koreanische Art

Geräucherten Tofu abtrocknen und in gleichmäßige Würfel schneiden. - Ein Mairübchen schälen, würfeln und in Salzwasser ca. 5 Minuten kochen. - Ein Stück Lauch putzen, stückeln, zu dem Rübchen werfen und ca. 2 Minuten kochen. - Abgießen und abtropfen lassen. - Reichlich Knoblauch zur Paste streichen (entweder durch die Knobi-Presse oder gehackten Knobi auf einem Brettchen geben, leicht salzen und mit dem Messerrücken fein zerreiben.) - Scharfe Peperoni feinhacken. - Den Tofu in Haferkleie-Mehl wälzen und in der heißen Pfanne von allen Seiten anbraten. - Herausnehmen und auf einem Teller parken. - Mairübchen und Lauch ebenfalls in Kleie wälzen und anbraten. - Ebenfalls herausnehmen. - Pfanne erneut erhitzen : Knobi-Paste und Peperoni anbraten, mit SP würzen, 1 TL Tomatenmark dazugeben, mit Zitronensaft und Soja-Sauce ablöschen. - Tofu und Gemüse in die Sauce geben und erhitzen. - Angerichtet habe ich auf eine dicke Scheibe Eisbergsalat - über alles drüber frischen Zitronenabrieb, Olivenöl, gerösteten Sesam und feinen Frühlingszwiebelgrün werfen.

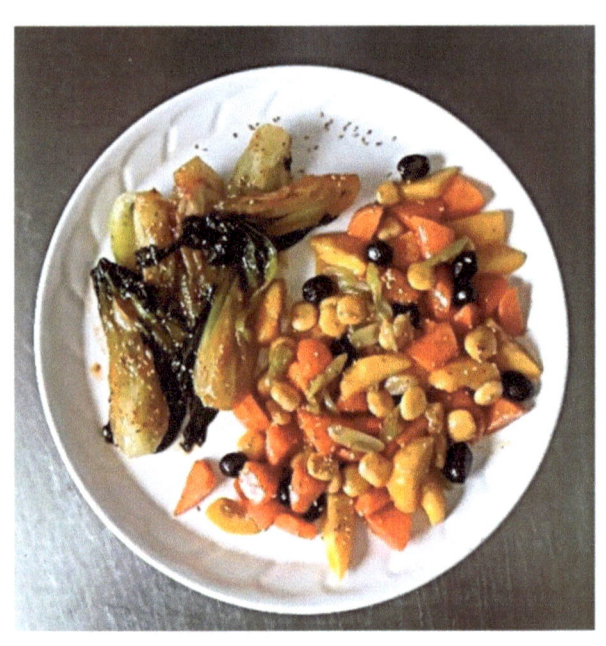

Karotten Allerlei mit Pak Choi

Karotten schälen, in Stücke schneiden, in kochendes Salzwasser werfen und ca. 5 Minuten sprudeln kochen. - Abgießen, Kochwasser auffangen und ausdampfen lassen. - Eine Frühlingszwiebel in Ringe schneiden, Knobi hacken, zwei Rumfort Pfirsiche entkernen und schälen (diese waren so reif, dass man die Schale einfach abziehen konnte) - Öl in einer Pfanne erhitzen, Frühlingszwiebel und Knobi anbraten, Karotten dazugeben, zwei Händevoll Lupinen und ein paar schwarze Oliven - mit SP würzen, mit 1 -2 EL Mehl bestäuben (ich hatte Buchweizen) und mit dem Kochwasser angießen um eine leckere kleine Sauce herzustellen. - Pak Choi der Länge nach halbieren oder vierteln, waschen und abtropfen lassen. - Öl in einer Pfanne erhitzen, Pak Choi mit der Schnittfläche nach unten anbraten, dann wenden und mit etwas Kochwasser angießen. Unterm Deckel dämpfen garen. - 1 EL Tomatenmark in die Pfanne geben, umherschwenken und alles mit SP und reichlich Chili würzen. - Anrichten und mit gerösteten Sesam bewerfen.

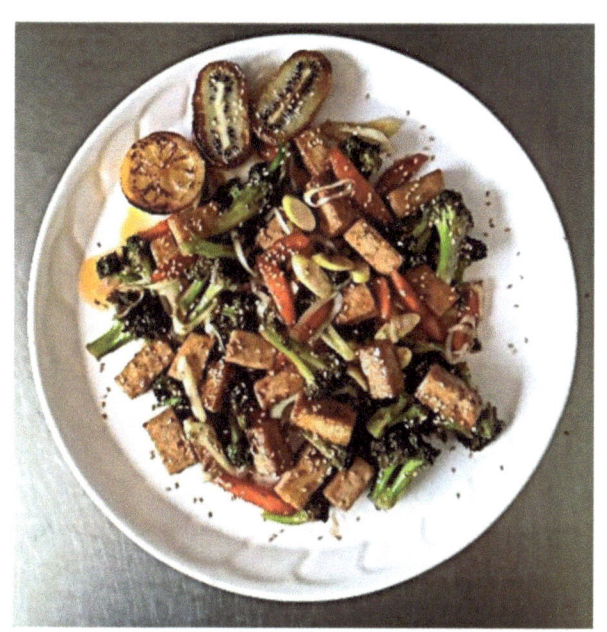

Stir Fry mit Brokkoli und Tofu

Tofu in Küchenpapier gut ausdrücken, dann in Würfel schneiden und in 2 EL Mehl wenden (ich hatte Buchweizen)
- Den Brokkoli in feine Röschen teilen. Eine Rumfort Karotte schälen und stückeln. - Ein Stück Lauch in feine Ringe schneiden. - Knoblauch und Ingwer feinhacken. - Karottenstücke in kochendes Salzwasser werfen und ca. 5 Minuten kochen. Dann den Brokkoli hinzugeben und weitere 3 Minuten kochen.
- Abgießen und kalt abschrecken. - Für die Sauce : 3 EL helle Soja-Sauce mit 1 EL Ketchup und SP, Chiliflocken, Zitronensaft vermischen. - In einer Pfanne Sesamöl erhitzen. Die Tofu Würfel darin von allen Seiten kross anbraten. Das Gemüse hinzugeben und schön mitbraten. - Dann Knobi und Ingwer hinzugeben und kurz durchschwenken. Die Sauce dazugeben und alles gut vermengen. Zum Schluss die Lauchringe kurz mitgaren. Anrichten und mit gerösteten Sesam bewerfen.
- Dazu gab es noch eine angebratene Rumfort Kiwi.

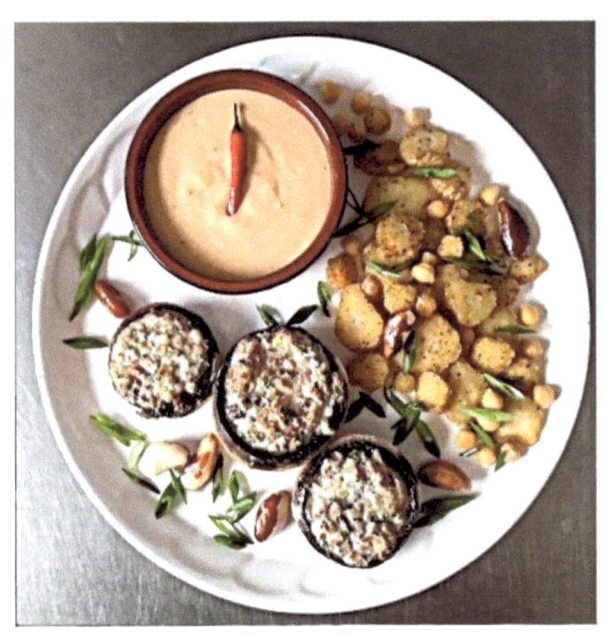

Gefüllte Champignons mit Pastinaken und Chili-Mayonnaise

Pastinaken waschen, in Scheiben schneiden und ca. 8 Minuten in Salzwasser kochen. - Abgießen und ausdampfen lassen. - Dann in einer Schüssel mit Olivenöl, SP Rosenpaprika vermengen.
- Champignons putzen, entstielen . - Stiele feinhacken, mit feingeschnittener Frühlingszwiebel, Knobi, veganem Streichgenuss, frische Minze vermischen mit SP kräftig würzen. - Eine ausreichend große Auflaufform leicht mit Olivenöl beölen, Champignons und Pastinaken reingeben und im vorgeheiztem Backofen bei 180°C Umluft ca. 25 - 30 Minuten backen. - Für die Chili - Mayo : Kichererbsen inkl. Dosenflüssigkeit in einen hohen Mixbecher geben, SP, Senf, Zitronensaft und-abrieb sowie reichlich Chili dazugeben und mit dem Stabmixer zermitschen und zermatschen.
- Mit Öl cremig aufrühren. - Alles anrichten und mit ein paar Paranusskernen sowie Frühlingsgrün dekorieren.
- Dazu gab es noch einen Garten-Salat mit ohne Bild.

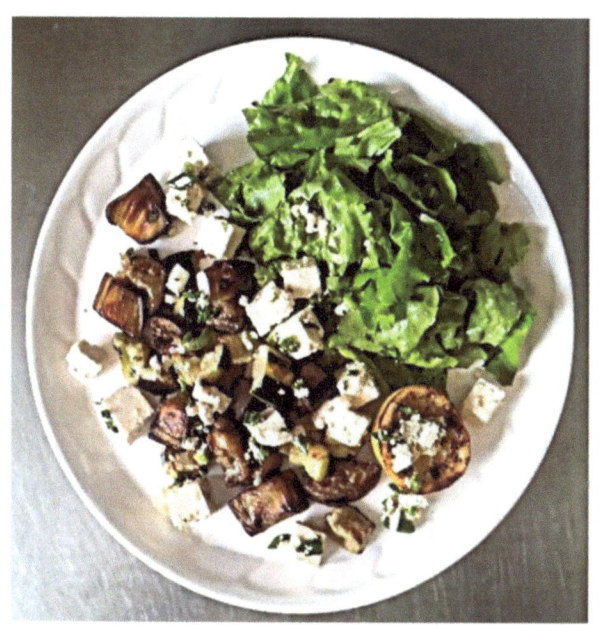

Im Ofen geröstete Aubergine und Zucchini mit Tofu griechischer Art und Salat

Ein Stück Natur - Tofu trockentupfen in Stücke würfbröseln. - Mit reichlich Olivenöl, Zitronensaft- und Abrieb, SP, Knobi, feinen Frühlingszwiebelringen, Chili und frisch gezupften Thymian marinieren. - Mindestens 2 Stunden bei Zimmertemperatur ziehen lassen. - Aubergine und Zucchini waschen, anschälen und in größere Würfel schneiden. - Mit Olivenöl, SP vermischen - auf einen mit Backpapier belegten Backblech verteilen und im vorgeheiztem Backofen bei 200°C Umluft ca. 20 Minuten backen. Zwischendurch mehrmals wenden.
- Anrichten, Tofu mit Marinade auf das warme Gemüse geben.
- Dazu gab es noch einen Lollo Bionda Gartensalat mit Zwiebeln und ZÖSP.

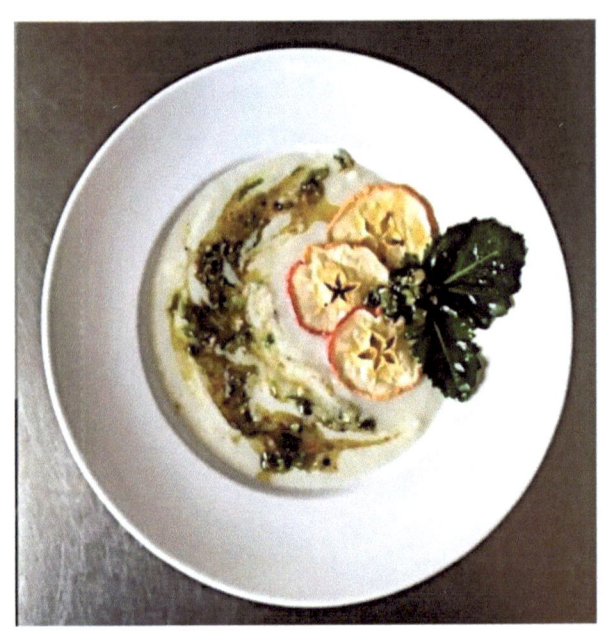

Sommerküche:- Lauwarme Kohlrabi - Apfel Cremesuppe mit Nuss-Pesto

Aus einem gewaschenen Apfel 3 schöne Scheiben heraus-schneiden und diese in der Mikrowelle in ein paar Minuten zu Chips drehen lassen - Den Rest des Apfels schälen, entkernen und würfeln. - Eine Kohlrabi schälen und würfeln, ZwieKno feinhacken. - In einem Topf zunächst ZwieKno in wenig Öl farblos anschwitzen, Kohlrabi und Apfel dazugeben, knapp mit Gemüsebrühe auffüllen und alles schön weichkochen. - Anschließend mit dem Stabmixer zermitschen und zermatschen und mit einem großen Schluck Kokosmilch vercremigen. - Für den Pesto : gehackte Nussmischung (Walnüsse, Mandeln, Haselnüsse, Pekannüsse) - mit Zitronensaft , Zitronenabrieb, Olivenöl, SP und fein geschnittenem Schnittlauch vermengen. - Anrichten und die lauwarme Suppe mit den Apfelchips und dem Pesto dekorieren.

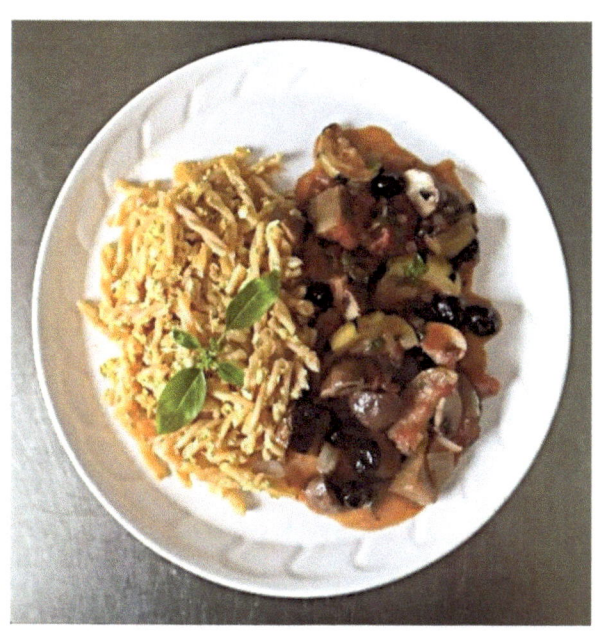

Caponata siciliana (Gemüsetopf)
mit Linsen-Tofu Nudeln

Als erstes : Ein Stück Tofu trockentupfen, grob reiben und mit
SP, Kurkuma und Kreuzkümmel vermischen und ziehen lassen.
- Für den Gemüsetopf : Aubergine, Zucchini, braune Champignons, Zwiebeln, Knoblauch, abgezogene Tomaten, Kapern,
schwarze Oliven - gewürzt mit Olivenöl, Salz, Pfeffer, Chiliflocken, Tomatenmark. - Alles an Gemüse in Stücke / Scheiben
schneiden. Nacheinander in wenig Öl rundsherum anbraten und
in einem großen Topf zusammenmischen. Zum Schluss die Oliven dazugeben. - Abschmecken und ein paar Minuten auf kleiner
Hitze die Aromen verheiraten. Zum Schluss feingehackte Kräuter (Petersilie und Basilikum) dazugeben. - Dazu gab es Linsen
Strozzapretti - in Salzwasser ca. 5 Minuten kochen, abgießen,
kalt abschrecken. - In einer Pfanne etwas Olivenöl erhitzen, den
Tofu scharf anbraten, die Nudeln dazugeben und erhitzen.

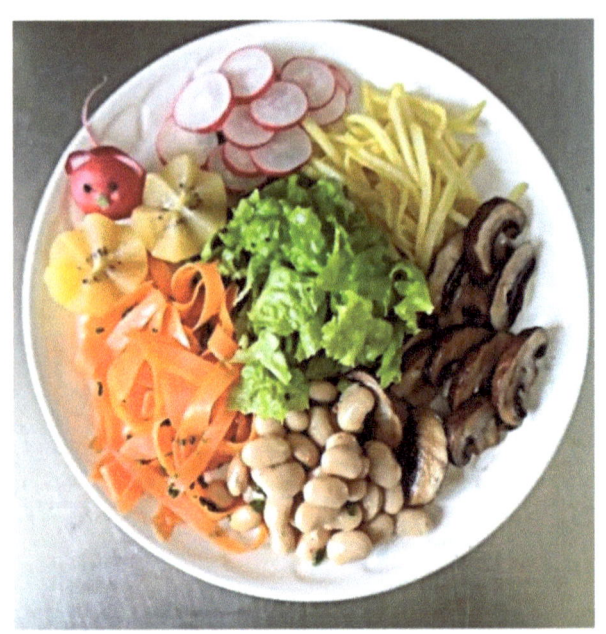

Salat

Angerichtet habe ich auf einem großen flachen Teller . In der Mitte Garten-Pflücksalat mit Zwiebeln und ZÖSP* - Zitronensaft, Öl, SP. - Im Uhrzeigesinn angefangen bei 12.00 Uhr :
- 1. - In scheiben geschnittene, leicht gesalzenen Radieschen
- 2. - Kohlrabi- Stifte, die ich mit SP , Kurkuma und etwas Olivenöl mariniert habe.
- 3. - Gebratene braune Champignons-Scheiben.
- 4. - Weiße Jumbo Bohnen aus der Dose, abgegossen, abgespült und mit feinen Frühlingzwiebelringen und reichlich Chili gewürzt.
- 5. - Karotten-Tagliatelle - eine Karotte mit dem Sparschälen in dünne lange Streifen geschnitten, mit heißem Wasser übergossen und ca. 10 Minuten ziehen gelassen, anschließend mit Rauchsalz, Olivenöl und frischem Schnittlauch gewürzt.
- 6. - Eine geschälte goldene Kiwi. Und:
- 7. - eine Radieschen- Maus.

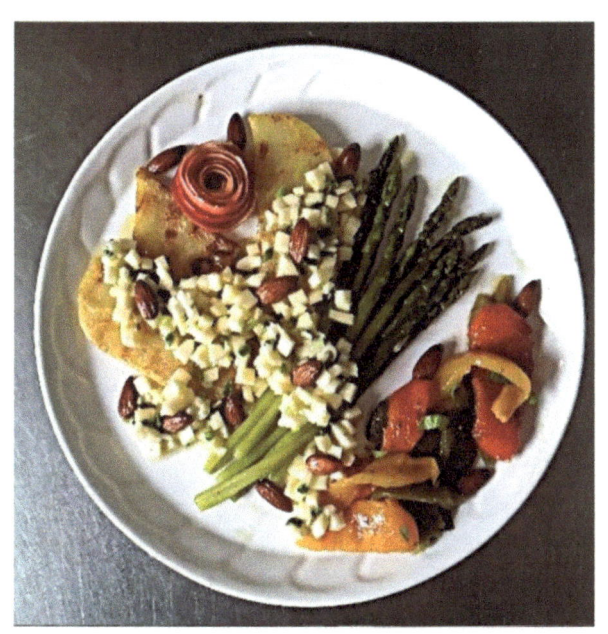

Dekonstruierter Waldorfsalat
mit grünem Spargel und Peperonata

Knollensellerie schälen, in dicke Scheiben schneiden und in Kurkuma Wasser ca. 8 Minuten garen. - Abgießen und anschließend in der Grillpfanne rostig braten. - Für das Dressing : neutrales Öl (ich hatte Raps) mit Zitronensaft und - Abrieb, Apfelessig, SP, Meerrettich vermixen. - Feine Ringe einer Frühlingzwiebel dazugeben. - Einen Apfel schälen, in kleine feine Würfel schneiden und sofort unter das Dressing heben, damit der Apfel nicht braun wird. - Grünen Spargel anschälen, in einer Pfanne Olivenöl erhitzen, zerdetschte Knobizehen dazugeben, den Spargel kurz anbraten, mit einem Schluck Wasser angießen und unterm Deckel dämpfend garen. - Für die Peperonata : bunte Paprika schwarzgrillen. - In eine Schüssel umparken, Deckel draufgeben und ein paar Minuten abkühlen lassen. - Die Schalen abziehen, entkernen, mit SP, Olivenöl und Basilikum würzen. - Alles anrichten und noch ein paar ungeschälte ganze Mandeln verteilen.

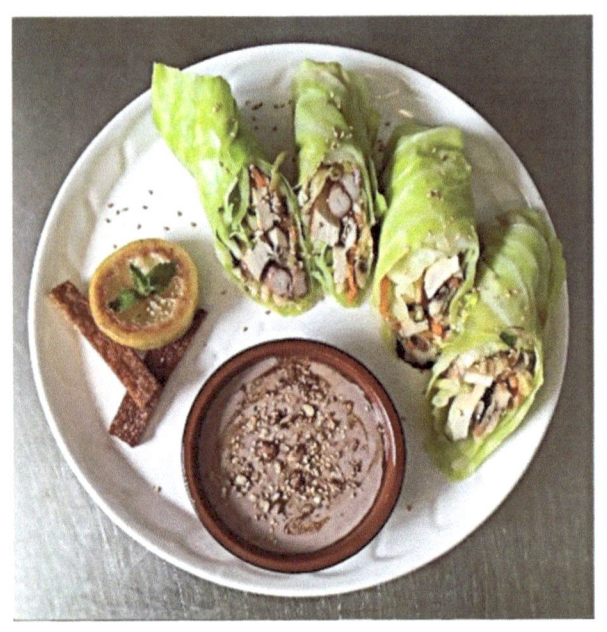

XXL Sommer-Rollen mit einem Nuss-Dip

Drei große Blätter vom Spitzkohl trennen, den Strunk keilförmig rauschneiden und mit kochendes Wasser übergießen. Mindestens 10 Minuten ziehen lassen. Je länger, je besser. - Für die Füllung : Karotte schälen und in feine Stifte schneiden. - Lauch putzen und ebenfalls in feine Stifte schneiden. - Braune und weiße Champignons putzen und in Scheiben schneiden. - Knobi und Chili feinhacken. - Wachtelbohnen aus der Dose befreien und abspülen. - Geräucherten Tofu in Stifte schneiden. - Salatgurke in feine Stifte schneiden. - In einer Pfanne Öl erhitzen und zunächst die Karottenstifte anbraten. - Lauch und Knobi/Chili dazugeben. - Alles in einen Topf umparken. - Dann die Pilze anbraten. - 3 EL Bohnen für den Dip in einem Mixbecher geben, den Rest der Bohnen zu den Pilzen geben. - Alles an Gemüse in die Pfanne zurückgeben. - Mit SP, Korianderpulver, Soja-Sauce und extra Schärfe abschmecken. - Tofu - Stifte gesondert anbraten und mit Soja-Sauce und Zitronensaft ablöschen. - Für den Dip : Die Bohnen mit Zitronensaft- und Abrieb, SP , gehackter Nussmischung (Walnüsse, Mandeln, Haselnüsse, Pekannüsse) - mit dem Stabmixer zermistchen und zermatschen und mit Öl cremig aufrühren. - Die Spitzkohl - Blätter trockentupfen, Kreisförmig auslegen, mit SP etwas Oliveöl würzen. - Mittig die Gemüsemischung geben, Tofu - Stifte drauflegen, Salatgurke oben drauf und alles fest aufrollen. - Anrichten und mit gerösteten Sesam bewerfen.

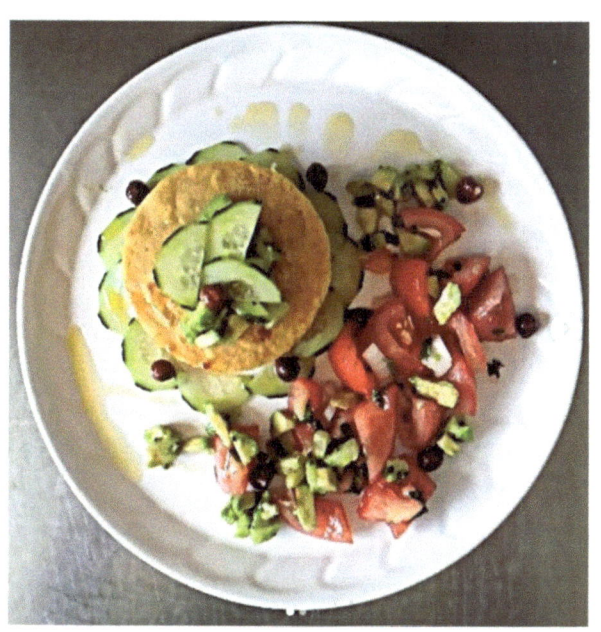

Avocado - Gurken Mille-feuille mit Tomatensalat

Aus 150g roter Linsenmehl , 250 ml kaltes Wasser, 2 EL Öl, Salz, Pfeffer, Kurkuma, Kreuzkümmel einen veganen Pfannkuchenteig rühren. Ca. 10 Minuten quellen lassen , dann portionsweise in einer beschichteten Pfanne zu dünnen Pfannkuchen ausbacken. (Die Masse ergab bei mir 5 Stück) - Eine Avocado aus der Schale heben und in kleine Würfel schneiden, ebenso ein Stück Salatgurke in kleine Würfel schneiden. - Mit Olivenöl, Zitronensaft, Schnittlauchröllchen, SP vermengen. - Für den Salat Tomaten waschen, entstrunken und in grobe Stücke schneiden, Mit Zwiebelwürfel, frischer Minze, etwas Rucola, getrockneten Oregano, Olivenöl, SP würzen. - Aus den Pfannkuchen 5 gleichgroße Kreise ausstechen. - Ich nahm dazu ein Glas. - Anrichten : Einen Pfannkuchen unten, einen Teil der Avocado / Gurken Mischung drauf, dann wieder ein Stück Pfannkuchen und wiederholen. - Tomatensalat danebengeben, mit ein paar Haselnüssen dekorieren und noch extra mit Olivenöl beölen.

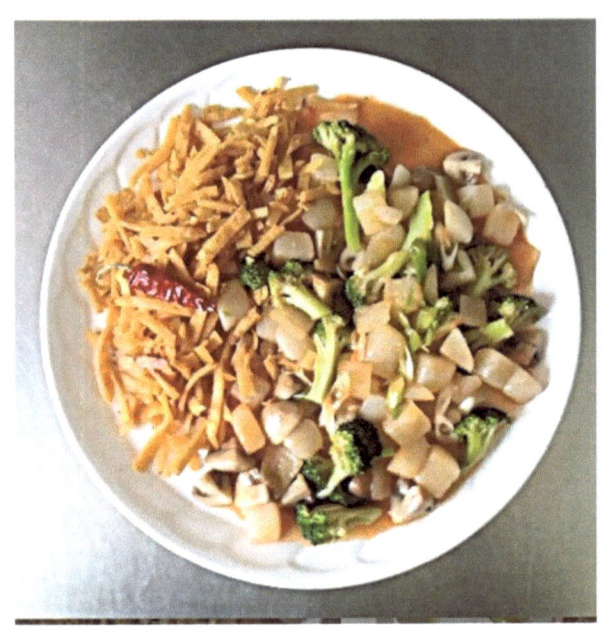

Mairübchen Gulasch mit Linsen Stroh

MairübcheEin Mairübchen schälen und in gleichmäßige Würfel schneiden. - Ein paar Champignons putzen und würfeln. - Ein paar Brokkoli Röschen vorbereiten. - Frühlingszwiebel und Knobi feinschneiden. - Mairübchen in Salzwasser ca. 8 Minuten kochen. - Abgießen, Kochwasser auffangen. - Brokkoli in das Wasser geben und ca. 5 Minuten kochen. - Abgießen, Kochwasser auffangen, die Röschen kalt abschrecken. Zum einen , um den Kochprozess zu stoppen und zum anderen um die schöne Farbe zu erhalten. - In einer Pfanne Öl erhitzen, Mairübchen Würfel anbraten, Pilze hinzugeben, mit SP würzen. - Nach einer Weile die Frühlingszwiebel und den Knobi dazugeben. - 1 TL Tomatenmark einrühren, mit 1 EL Mehl bestäuben (ich hatte Buchweizen) und mit dem Kochwasser zu einer schönen Sauce aufgießen. - Den Brokkoli dazugeben und ein paar Minuten auf kleiner Hitze köcheln lassen. - Final abschmecken. - Der Linsen- Stroh besteht aus den "Resten und Abschnitten" der gestrigen Linsenpfannkuchen. - Diese in dünne Streifen schneiden, in Öl anbratknuspern und mit Chili ordentlich verschärfen.

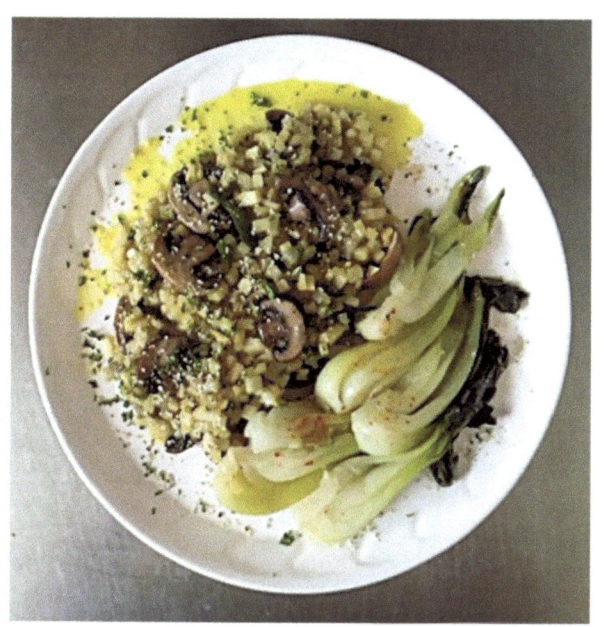

Mairübchen-Pilz-Sotto mit Pak Choi

Mairübchen schälen und in kleinste Würfeln schneiden.
- ZwieKno feinhacken. - In einer Pfanne Öl erhitzen,
ZwieKno farblos anschwitzen. Mairübchen Würfel dazugeben, mit SP, Kurkuma und Kreuzkümmel würzen ,
mit schluckweise Gemüsebrühe gardünsten.
- Pilze putzen in Scheiben schneiden und separat braten.
- Ringe einer Frühlingszwiebel dazugeben mit SP würzen.
- Anschließend mit dem Mairübchen verrühren. - Pak Choi
putzen, waschen, halbieren oder vierteln und in Öl goldig
braten. Ab und zu einen Schluck Gemüsebrühe dazugeben
und garbratdünsten. Mit SP und Chili würzen. - Anrichten
und mit geschälten Hanfsamen und frisch gehackter Petersilie bewerfen.

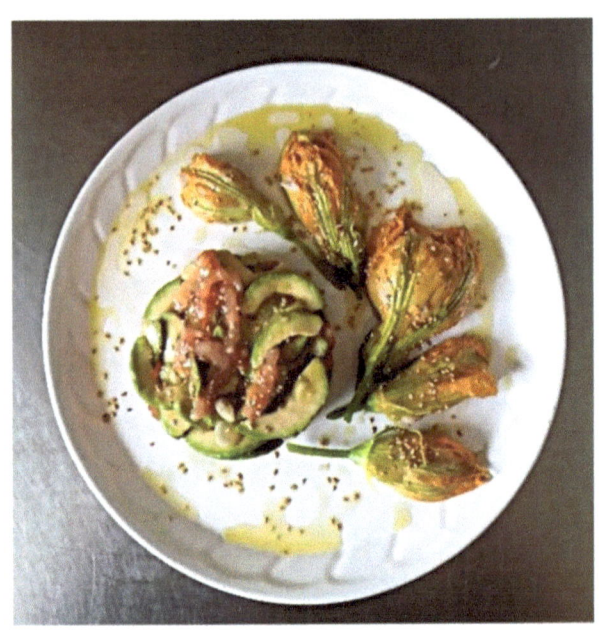

"Mutti, Mutti, darf ich Blumen essen ?" - "Aber ja mein Kind, aber nur wenn sie lecker gefüllt sind!"

Die Füllung besteht aus einem Bohnen-Mus. Dafür weiße Bohnen gut abtropfen lassen. Mit der Gabel zermitscheln und zermatscheln. Mit feingeschnittenem Frühlingslauch, Knoblauch, Petersilie vermischen mit SP, Kurkuma, Kreuzkümmel, Chiliflocken würzen. - Die Zucchini Blüten aufmachen, den Stempel entfernen, etwaige Untermieter hinausbegleiten. - Man könnte die Blüten kurz abbrausen, ich jedoch säubere sie nur mit einem Pinsel. Die Füllung in die Blüten geben. In eine Auflaufform etwas Olivenöl geben und die gefüllten Blüten drauflegen. Von oben auch mit Olivenöl beträufeln. Im vorgeheiztem Backofen bei 180°C Umluft ca. 10 Minuten backen. - Dazu gab es einem Avocado / Tomaten Salat. - Fleischtomate abziehen, halbieren, in dünne Scheiben schneiden. - Avocado halbieren, aus der Schale heben, in dünne Scheiben schneiden. - Frühlingszwiebel in Ringe schneiden. - Alles vermengen, mit Zitronensaft, Olivenöl und SP würzen. - Anrichten, mit geröstetem Sesam bewerfen und extra beölen.

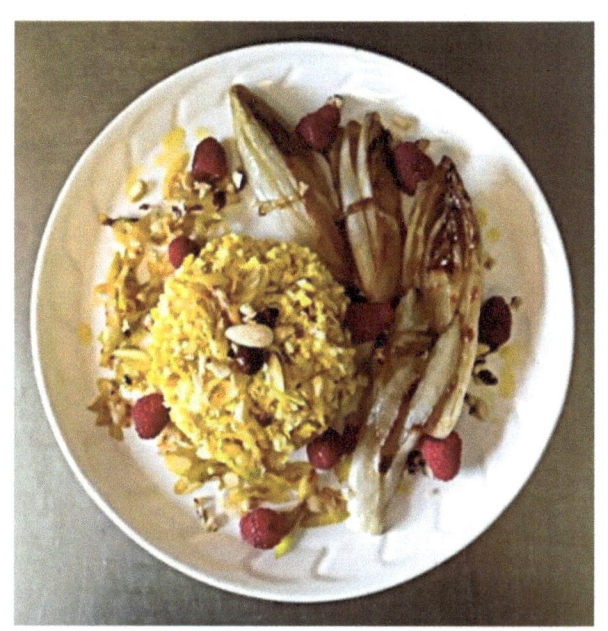

Blumenkohl - Tofu - Reis mit Chicorée

Chicorée knapp am Stielende abschneiden und halbieren.
- Wenn man das bittere nicht so mag, dann könnte man den
Strunk keilförmig herausschneiden. - Wir jedoch kaufen und
schlemmen Chicorée gerade WEGEN den Bitterstoffen, so
lasse ich den Strunk komplett drin. - Die Knospen der Länge
nach halbieren und mit wenig Öl mit der Schnittfläche nach
unten anbraten. - Ein paar zerdetschte Knobizehen dazugeben.
- Wenden und mit einem Schluck Wasser angießen. Mit SP
würzen und unterm Deckel weichdünsten. - Um zu testen, an
der dickten Stelle mit einem Messer anpieksen. - Ggf. noch
Wasser nachgeben, damit es nicht ansetzt. - Blumenkohl und
ein Stück Tofu grob raspeln, in Olivenöl anbraten mit SP,
Kurkuma und Kreuzkümmel würzen. - Dazu gab es ein paar
karamellisierte Lauchringe, gehackte Mandeln und Haselnüsse,
ein paar Himbeeren und über alles Olivenöl drüber.

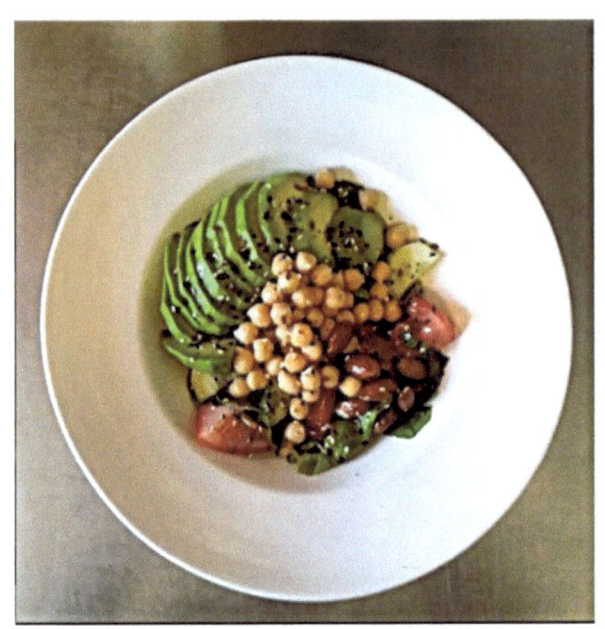

Heute bleibt die Küche kalt,
heute gibt es nur Salat! - VEGAN - Salat-Bowl

Der gemischte Salat besteht aus : Kopfsalat, Tomaten, Gurke,
Frühlingszwiebel, etwas Rucola, frische Minze und Dill mit
ZÖSP* gewürzt. - ZÖSP = Zitronensaft, Öl, Salz, Pfeffer
- Oben drauf sind : Scheiben von einem halben Avocado
- (gesunde Fette, Ballaststoffe, Vitamine, Mineralien, Anti-
oxidantien und Phytosterine) - ein paar mit Chili geschärfte
Kichererbsen (pflanzliche Proteine, Ballaststoffe, Mangan,
Vitamin B9, Kupfer, Eisen, Zink, Phosphor, Magnesium,
Thiamin, Vitamin B6, Selen, Kalium) - ein paar ganze unge-
schälte Mandelkerne (gesunde einfach + mehrfach ungesättig-
te Fettsäuren, Ballaststoffe, Vitamin E, Vitamin B2, Magnesium und Mangan) - Über alles drüber ein wenig Saatenmix aus
Leinsamen, schwarzen Sesam, Blaumohn streuen und Olivenöl
ölen.

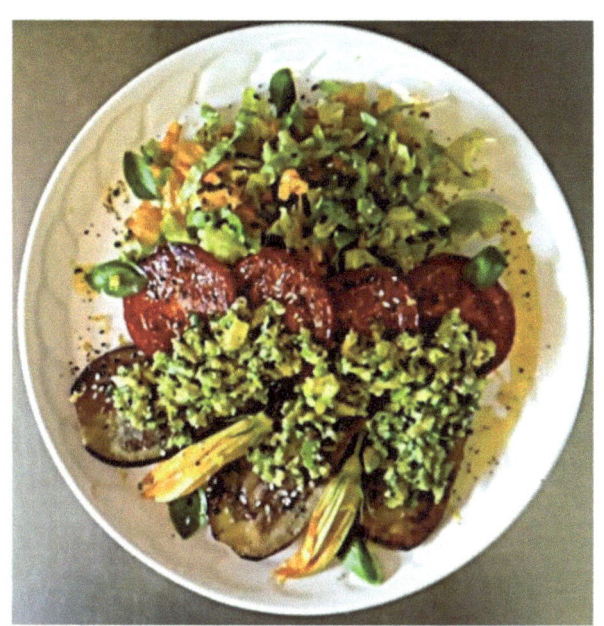

Aubergine mit dekonstruierter Guacamole
und Zucchini Blüten Salat

Aubergine in längliche Scheiben schneiden und in Olivenöl von beiden Seiten rostig braten. - Eine Fleischtomate in Scheiben schneiden und ebenfalls braten. - Beides mit SP würzen. - Eine halbe Avocado mit der Gabel zermitschen und zermatschen, mit geriebenem Knobi, Zitronensaft, Olivenöl, SP, Chili und Dill würzen. - Für den Salat : Zucchini Blüten aufmachen, den Stempel entfernen, etwaige Untermieter hinausbegleiten.
- Man könnte die Blüten kurz abbrausen, ich jedoch säubere sie nur mit einem Pinsel. - Blüten und ein paar Blätter Kopfsalat in feine Streifen schneiden, mit Schnittlauch, SP, Zitronensaft und Olivenöl würzen. -Anrichten, Avocado auf Auberginen und Tomatenschieben verteilen, alles mit Saatenmix (Leinsamen, schwarzer Sesam, Blaumohn) bestreuen und mit Olivenöl beölen.

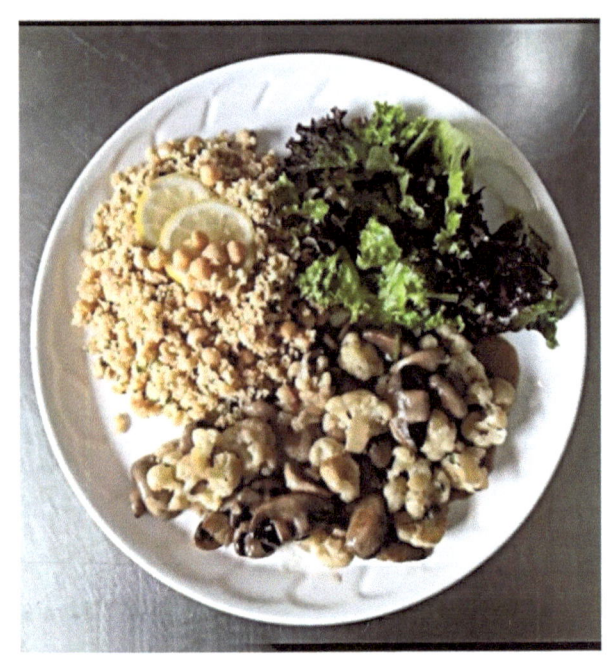

Blumenkohl-Pilz-Gulasch
mit Kichererbsen - Couscous und Salat

Kichererbsen - Couscous mit heißes Wasser übergießen und
quellen lassen. - Champignons putzen und halbieren, Blumenkohl in kleinste Röschen teilen. - Zwiebeln, Knobi, und Peperoni würfeln. In einer Pfanne Öl erhitzen ZwieKnoPep glasig
braten. - Pilze hinzugeben und rostig braten. - Blumenkohl
hinzugeben , mit SP würzen und einen Deckel auf die Pfanne
geben, sodass alles schön im eigenen Saft gart. Ggf. ein Schluck
Wasser oder Brühe angießen. - Anschließend etwa 1 EL Mehl
zum Binden drüberstreuen und unterrühren. (Ich hatte Buchweizenmehl) Final abschmecken. - Couscous mit einer Gabel
auflockern, Kichererbsen aus der Dose dazugeben, mit SP,
und -abrieb, Olivenöl und Kräuter würzen. - Der Salat ist Lollo
Rosso aus dem Garten mit Zwiebeln und ZÖSP* gewürzt.
- *Zitronensaft,Öl,Salz,Pfeffer

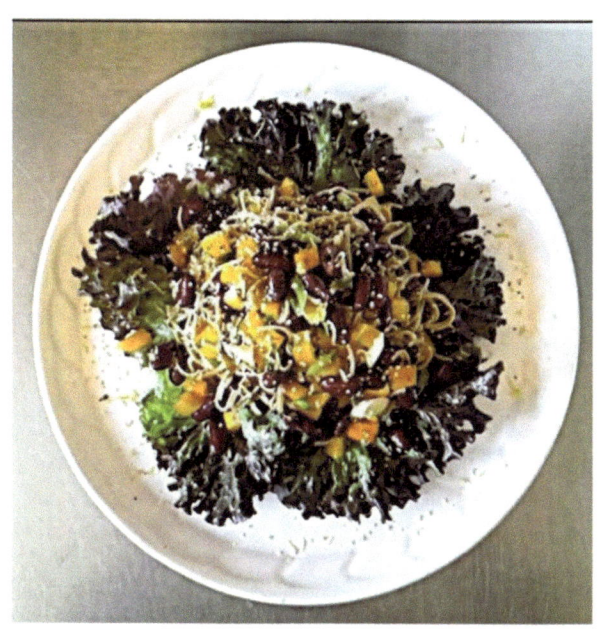

Blitzküche : Nudelsalat

Ich hatte noch adlige (VON gestern) gekochte Edamame
Nudeln übrig. - Diese wurde schnell zu einem leckeren
Nudelsalat verarbeitet. - Gelbe Paprika waschen, entkernen
und in kleine Würfel schneiden. - Kidneybohnen aus der
Dose befreien und abspülen. - Frühlingszwiebel in Ringe
schneiden. - Reichlich frischen Dill feinschneiden. - Alles
mit den Nudeln vermischen, mit SP, Zitronensaft und -abrieb
und Olivenöl würzen. - Ich habe ein paar Lollo Rosso Blätter
auf dem Teller gelegt und den Nudelsalat darauf mittig angerichtet. - Über alles drüber noch Zitronenabrieb geben und
mit geschälten Hanfsamen bewerfen.

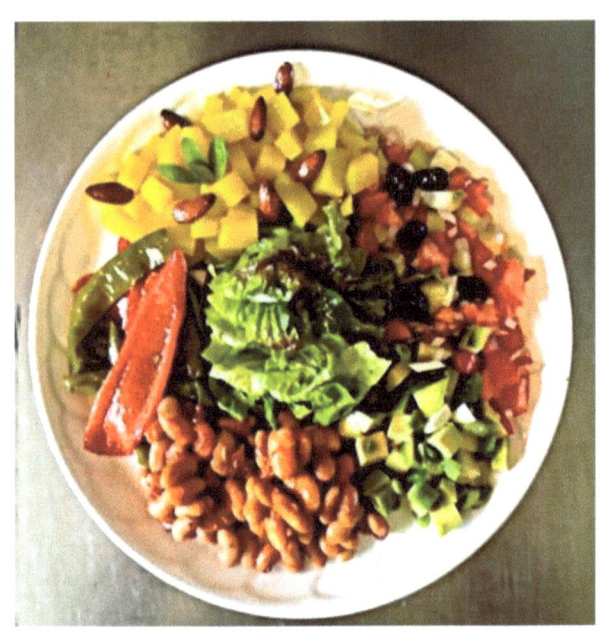

Salat mit Accessoires

In der Mitte des Tellers : Gartensalat mit Zwiebeln und ZÖSP. - Drumherum im Uhrzeigersinn ab 12.00 Uhr : in Kurkuma / Kreuzkümmel-Salzwasser gekochte Kohlrabi Würfel und ein paar ungeschälte Mandeln drauf. - Gewürfelter Tomaten / Gurken Salat mit Schwarzen Oliven. SP, Olivenöl. - Avocado Würfel mit Frühlingslauch Zitronensaft. SP, Olivenöl. - Curry Bohnen - da war noch Currysauce von gestern übrig - abgespülte weiße Bohnen darin erhitzen. - Peperonata : rote und grüne Spitzpaprika halbieren entkernen und in Olivenöl unterm Deckel braten mit SP, Chilipulver und Basilikum würzen.

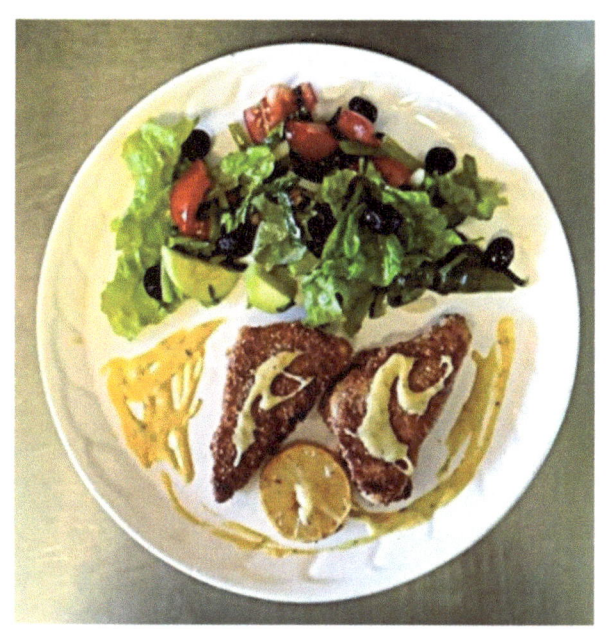

Gebackener Tofu und Salat

Tofu aus der Verpackung befreien, trockentupfen. Ich habe den Block halbiert und die Hälften zu Dreiecken geschnitten. Geht aber auch ohne so. - Haferkleie mit 2 EL gemahlene Mandeln vermischen mit SP, Chilipulver würzen. - Tofu Stücke in Mandelmilch wenden und panieren und nochmal in Mandelmilch wenden und panieren. - Anschließend in heißem Öl ausbackbraten. - Dazu gab es eine schnelle Senf - Kräuter Creme : 2 EL weiße Bohnen mit reichlich scharfen Dijon-Senf, SP Zitronensaft, Dill und Petersilie mit dem Stabmixer zermitschen und zermatschen und mit ÖL cremig aufrühren. - Der Salat besteht aus : Gartenpflücksalat, Zwiebeln, Gartengurke, Tomaten, schwarze Oliven, reichlich Kräuter (Basilikum, Schnittlauch, frische Minze) mit ZÖSP* gewürzt.
*Zitronensaft,Öl,Salz,Pfeffer.

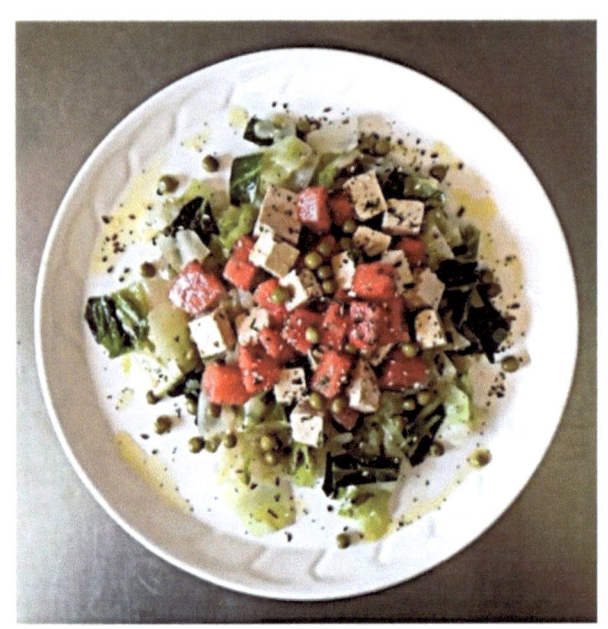

Lauwarmer Spitzkohl mit Wassermelone und Tofu wie Feta

Spitzkohl halbieren, entstrunken und viereckig stückeln. - In einem Sieb waschen und abtropfen lassen. - ZwieKno feinhacken in einer großen Pfanne in Olivenöl glasig schwitzen, mit SP würzen. - Abgetropften Kohl dazugeben und unterm Deckel dämpfend garen. Ggf. ein Schluck Wasser angießen, damit es nicht ansetzt. Immer mal wieder umrühren und durchschwenken. - Ein paar abgetropfte Gartenerbsen aus der Dose dazugeben. Final abschmecken und auskühlen lassen. - Wassermelonenwürfel mit Tofu wie Feta* Würfel und frisch gehackte Petersilie vermischen, mit Olivenöl, SP, Zitronensaft und -Abrieb würzen. - Anrichten und mit Saaten-Mix(Leinsamen, schwarzer Sesam, Blaumohn) bewerfen.

*Tofu wie Feta : Naturtofu abtropfen lassen, würfeln und mit Knoblauch, Chilischote, frische Kräuter: Rosmarin, Thymian, Oregano, Basilikum und ganzen bunten Pfefferkörnern sowie Meersalz vermischen. In einen Schraubglas geben und mit Öl auffüllen. Ich hatte Rapsöl und Olivenöl gemischt. - 2 bis 3 Tage im Kühlschrank durchziehen lassen. - Das Öl kann man noch zum Salat oder zum anbraten nutzen.

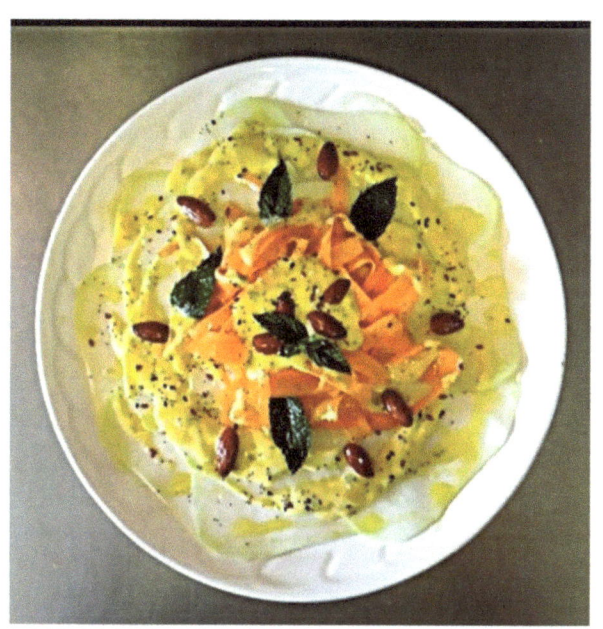

Heute : - Sommerküche
Kohlrabi Carpaccio mit Mango -Minznnaise

Kohlrabi schälen, in hauchstdünne Scheiben schneiden. (oder ggf. fein hobeln) - Fächerartig auf einem Teller drapieren. - Eine Karotte schälen und mit dem Sparschäler immer weiter in dünne Streifen streifen. - Diese mit Zitronensaft, Olivenöl, SP, Chili würzen. - Die Mangonnaise besteht aus : 2 EL abge- tropfte weiße Bohnen, gewürfelte Matsch-Mango ohne Schale, Knobi, Senf, SP, Zitronensaft und -abrieb, frische Minze - al- les mit dem Stabmixer zermitschen und zermatschen und mit ein paar Schluck Öl cremig aufrühren. - Kohlrabi Scheiben leicht salzen und pfeffern, den Dip drübertupfen, Karotten- streifen mittig platzieren, nochmals bedippen mit ungeschäl- ten ganzen Mandeln und Minzblättern dekorieren und mit Saaten-Mix(Leinsamen, schwarzer Sesam, Blaumohn) be- werfen.

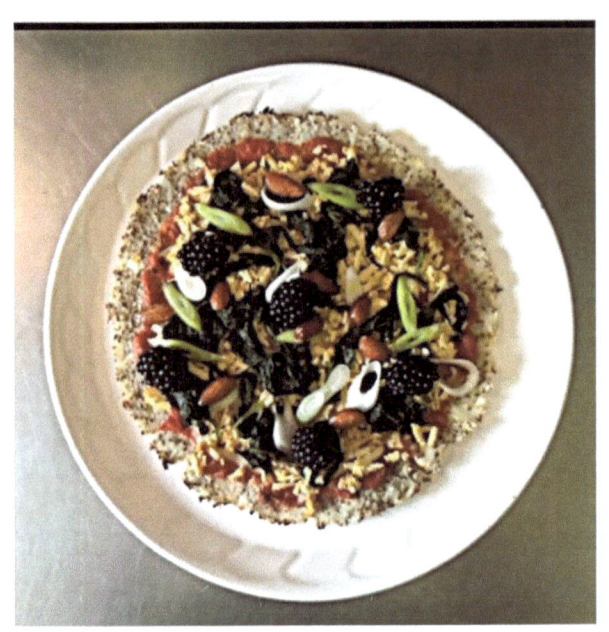

Pizza

Der Boden besteht aus grob geraspeltem Blumenkohl (mit SP, Chili ein Schluck Olivenöl gewürzt) + 1 Chia-Ei (1EL Chia-Samen mit 3 EL kaltem Wasser verrühren und mindestens 10 Minuten quellen lassen. - Das dient zum Binden als veganer Ei-Ersatz.) + 1 EL Haferkleie. - Alles gut miteinander vermengen und auf einem mit Backpapier ausgelegten Backblech ausbreiten und in Form bringen. Ich nutze den Ring einer Springform dazu. - Im vorgeheiztem Backofen bei 180°C Umluft ca. 12 - 15 Minuten anbacken. - Aus dem Ofen nehmen mit einem anderen Blech bedecken, drehen : OBACHT! HEISS! - Backpapier abziehen und belegen. (Also den Blumi - Fladen, nicht das Backpapier) - Die Sauce : gehackte Tomaten aus der Dose gepimpt mit SP, Olivenöl, Basilikum, Oregano. - Der veganer Käse : Grob geraspelter Natur Tofu - gewürzt mit Kurkuma, Kreuzkümmel ein Schluck Olivenöl. - Gedünsteter frischer Blattspinat mit SP und Knobi gewürzt. - Alles nochmal für 5 bis 8 Minuten in den Ofen schieben. - Anschließend feine Ringe einer Frühlingszwiebel, ungeschälte Mandeln und ein paar Garten Brombeeren drüberdekorieren.

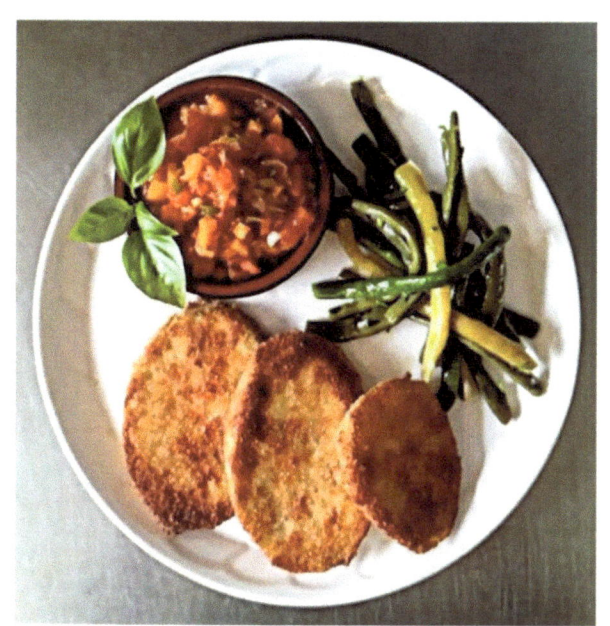

Auberginenschnitzel mit
Tomaten / Karotten Chutney und Bohnensalat

Eine Aubergine waschen, schälen und in cm dicke Scheiben schneiden. - Panierstrasse vorbereiten : Buchweizenmehl - Mandelmilch - ewig her zerschredderte helle Brötchen mit gemahlenen Mandeln gemischt. - Auberginen salzen und pfeffern in Buchweizenmehl, Milch, Brösel wenden und gut andrücken. - In etwas mehr Öl halb schwimmend goldig braten. - Für das Chutney : eine Karotten schälen und in kleine Würfel schneiden, mit feingehackte Zwiebeln, Knobi, Peperoni, Ingwer in Olivenöl anbraten. - 1 TL Tomatenmark und ein paar feine Lauchringe hinzugeben. - Fleischtomaten häuten, entkernen , würfeln und dazugeben mit SP würzen und auf kleiner Hitze einköcheln lassen. - Gartenbohnen waschen, putzen in Salzwasser bissfest garen. - Abgießen, kalt abschrecken um den Garprozess zu unterbrechen und die schöne Farbe zu erhalten. - Mit SP , Olivenöl und reichlich frisch geschnittenen Kräutern (Basilikum, Petersilie, Schnittlauch , frischer Knoblauch) würzen.

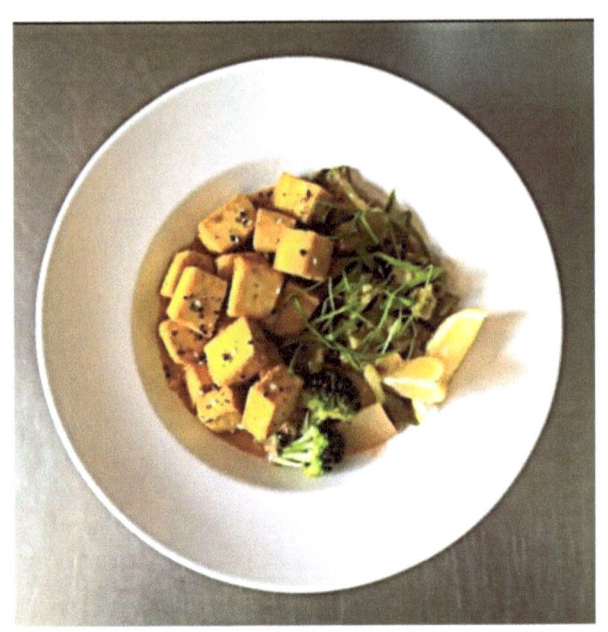

Gold-Tofu mit Brokkoli

Natur Tofu aus der Verpackung befreien und zwischen Küchen-krepp ausdrücken. - Ich wickle den Tofu in Küchenpapier und stelle meinen schweren Mörser drauf. - So lasse ich das mindestens 15 Minuten stehen, je länger, je besser. - Brokkoli in kleine Röschen teilen und in Salzwasser ca. 5 Minuten garen. - Abgießen und kalt abschrecken, zum einen um den Garprozess zu unterbinden und zum anderen um die schöne Farbe zu erhalten. - Knobi und Ingwer feinhacken. - In einer Pfanne Kokosöl verflüssigen , KnoIng und eine in Ringe geschnittenen Frühlingszwiebel anschwitzen mit SP würzen. - Passierte Tomaten und Kokosmilch auffüllen und einköcheln lassen. - Brokkoli Röschen in die Sauce geben und erhitzen. - Mit roter Currypaste, Zitronensaft und -abrieb abschmecken. - Ausgedrückten Tofu in Würfel schneiden. - Kokosmehl , Kurkuma, Kreuzkümmel und etwas Salz vermischen. Tofu Stücke darin wenden und in Kokosöl von allen Seiten goldig braten. - Anrichten und mit Saaten-Mix bewerfen.

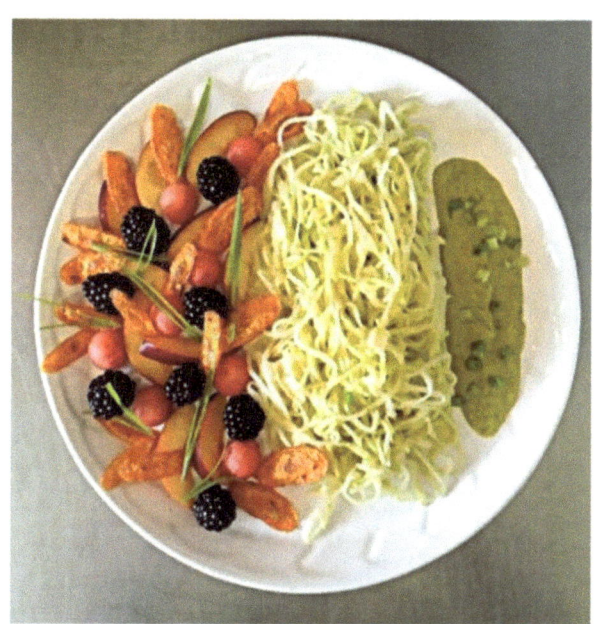

Dekonstruierter Cole-Slaw mit Obst Bouquet

Weißkohl in feinstdünnste Streifen schneiden / hobeln. - Leicht
salzen und mindestens 1 Stunde ziehen lassen. - Anschließend
gut ausdrücken. - Die vegane grüne Mayo ist auf Kichererbsen -
Basis. - Hierfür 3 EL Kichererbsen aus der Dose inkl. Dosenflüssigkeit (Auqa faba) mit Senf, Zitronensaft und-abrieb, Pfeffer, viel Petersilie mit dem Stabmixer zermitschen und zermatschen und mit der Mayo vermischen. Erst jetzt , evtl. nachsalzen.
- Das Bouquet besteht aus : Pfirsichspalten, Wassermelonenku-
geln, Garten - Brombeeren und Chili - Karotten Chips. - Dafür
eine Karotte schälen, und schräg in längere Scheiben schneiden,
mit SP , Olivenöl und Chiliflocken marinieren.
- Auf einen Teller nebeneinander ausbreiten und in der Mikrowelle mehrmals je 1 Minuten drehen lassen. Immer mal die Tür
öffnen, damit der Dampf entweichen kann. - Krautsalat und Obst
dekorativ nebeneinander anrichten.

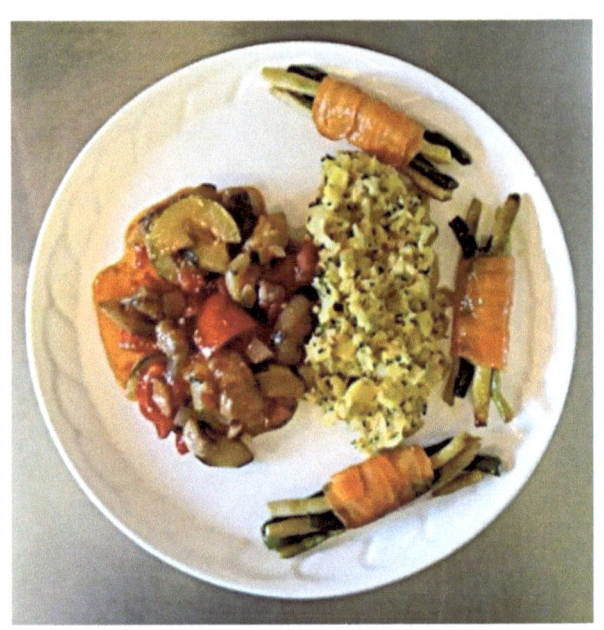

Sommerliche Gemüsepfanne mit Sellerie / Kichererbsen- Stampf und Bohnenbündchen

Aubergine, Zucchini, rote Paprika, weiße Champignons - alles in Würfel oder Stücke teilen. - Nacheinander in der Pfanne mit etwas Olivenöl anbraten und in einen ausreichend großen Topf parken. - Die schnelle Sauce besteht aus : Knollensellerie fein gewürfelt, Zwiebel, Knoblauch, Frühlingszwiebel, rote Chili- schote, , Tomatenmark und gewürfelte Fleischtomaten - gewürzt mit Salz, Pfeffer und extra Chili. - Zum Schluss alles miteinan- der "verheiraten" und etwa 5 Minuten auf kleiner Flamme sim- mernd die Aromen zusammenkochen lassen. - Für den Stampf: Knollensellerie in kleine Würfel schneiden, in Kurkuma, Pfeffer, Salzwasser weichkochen. Zum Schluss 2 -3 EL Kichererbsen dazugeben. - Alles mit einer Gabel zerkwetschen und mit SP, Olivenöl und reichlich frischem Schnittlauch würzen. - Garten- bohnen in Salzwasser bissfest garen. - Eine Karotte in feinste Streifen schneiden. Diese etwa 5 Minuten in heißes Wasser le- gen. Anschließend die Bündchen formen und in etwas Olivenöl rundsherum nochmals anbraten.

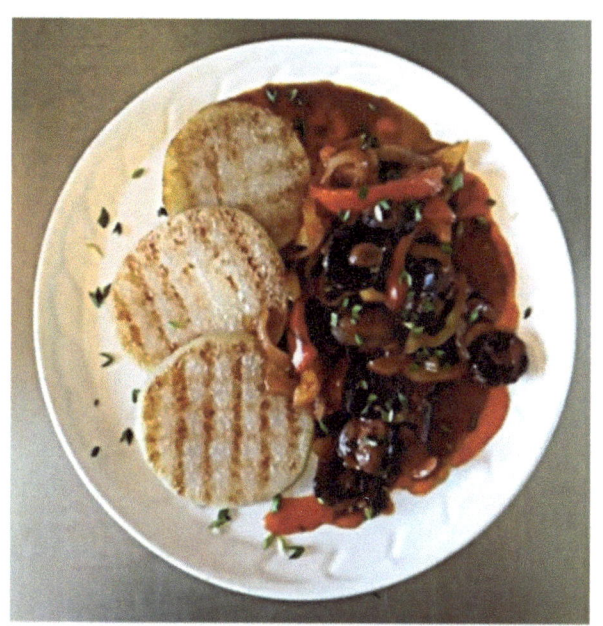

Paprika / Champignon Gulasch
mit gegrilltem Kohlrabi

Kohlrabi schälen, in fingerdicke Scheiben schneiden, in Salzwasser bissfest garen. Anschließend von beiden Seiten goldig braten. - Für den Gulasch : Bunte Paprika waschen, entkernen, in Streifen schneiden. - Champignons putzen , ggf. halbieren. - Zwiebeln und Knobi schneiden. - In einer Pfanne erst Zwie-Kno anschwitzen, dann die Paprikastreifen dazugeben. Unterm Deckel dünstend garen. - Danach die Pilze hinzugeben. - Mit selbst gekochter Tomatensauce aufgießen und auf kleiner Hitze köcheln lassen. Mit SP und Chili feurig abschmecken. - Anrichten und mit frisch geschnittenem Knobigrün bewerfen.

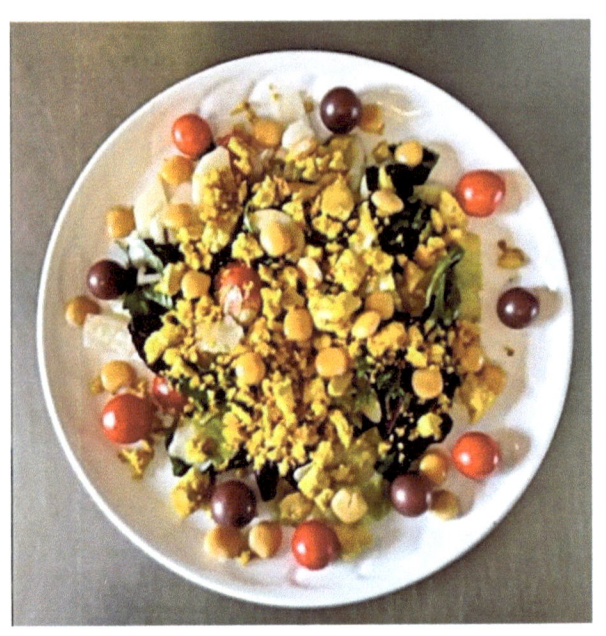

Tofu - Lupinen - Salat

Eisbergsalat putzen stückeln mit gemischtem Pflücksalat (Eich-blattsalat, Lollo, Baby-Spinat , Rucola) , Garten-Gurken, Garten-Tomaten, Zwiebeln und Kräutern (Petersilie, Schnittlauch, Min-ze, Zitronen-Melisse) vermischen, mit ZÖSP* würzen. - *Zitro-nensaft, Öl, Salz, Pfeffer. - Oben drauf gibt es in Olivenöl knus-prig gebratenen zerbröselten Tofu, den ich mit Kurkuma leuch-tend gelb gefärbt habe. - Dann noch ein paar Lupinen** und ein paar Cocktail-Tomaten dazugeben. **Lupinen (Süßlupinen) welche auch für den Mensch zum Verzehr geeignet sind, sind eine sehr hochwertige Eiweißquelle und ein hervorragender Mi-neralien und Ballaststoffe Lieferant . Darüber hinaus finden sich in der glutenfreien Lupine auch reichlich Carotinoide und Vita-min E, Kalium, Calcium, Magnesium und Eisen. Der Geschmack von Lupine ist bohnig und leicht nussig. - Ich habe sie gekocht im Glas beim türkischen Lebensmittelhändler gekauft.

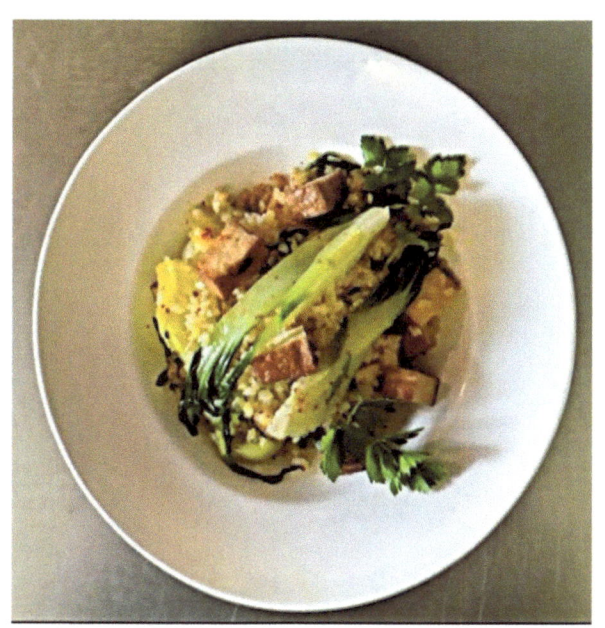

Geräucherter Tofu mit Pak Choi und Reis

ZERO Reis aus der Verpackung befreien und unter fließend kaltem Wasser ordentlich ausspülen. (Ja, es riecht so wie nach Fisch. - Nein, da ist kein Wassertier nicht, weit und breit. - Es ist lediglich der typische Eigengeruch der Konjakwurzel). - Zwiebel, Knobi, rote charfe Peperoni feinhacken. - Geräucherten Tofu würfeln und in Olivenöl von allen Seiten anbraten. - Pak Choi vierteln oder achteln, waschen und schleudern. - Zusammen mit dem ZwieKnoPep zu dem Tofu geben. - Mit SP würzen, einen Schluck Wasser angießen und unterm Deckel dämpfend garen. - Kojak Reis salzen und mit Kurkuma vermischen. - Der Reis verfärbt sich zart-alt Rosa. - Warum auch immer, sieht aber sehr Prinzessinenlike aus. - Wenn der Pak Choi gar ist, den gewürzten Reis in die Pfanne geben und unterrühren und siehe da : Der Reis wird gelblich-weiß. It´s magic! - Anrichten und noch mit gemahlenen Chili bestäuben.

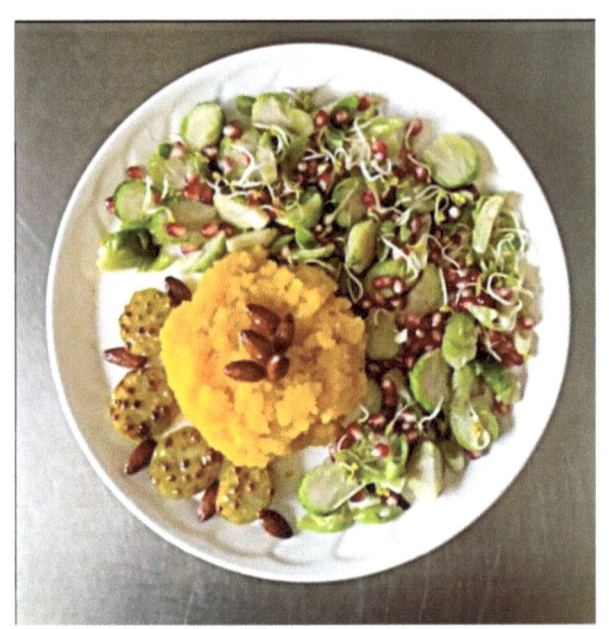

Steckrüben Stampf mit lauwarmen Rosenkohl-Granatapfel - Salat, Karamell - Kaktusfeige und Mandeln

Steckrübe schälen, würfeln und in Kurkuma / Salzwasser weichkochen. - Zerstampfen, mit Pfeffer und einem Schluck Olivenöl würzen. - Rosenkohl putzen und in Salzwasser bissfest garen. - In der Zwischenzeit Granatapfelkerne, Ringe einer Frühlingszwiebel, ein paar Radieschen - Sprossen, SP, Zitronensaft und - abrieb und Olivenöl vermischen. - Gargekochten Rosenkohl absieben und dazugeben. Final abschmecken. - Kaktusfeige schälen, in Scheiben schneiden und diese von beiden Seiten in der heißen Pfanne karamellisieren lassen. - Anrichten und ganze ungeschälte Mandeln dazulegen.

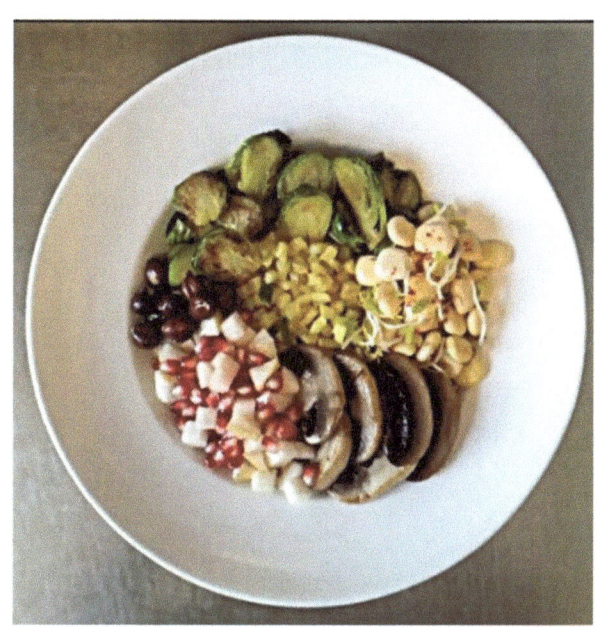

Bowl

In der Mitte : Knollensellerie Risotto (Den Knollensellerie in kleine feine Würfel schneiden. - In einer Pfanne mit Öl anschwitzen, mit SP Kurkuma und Kreuzkümmel würzen, Ringe einer Frühlingszwiebel dazugeben und Schluckweise Gemüsebrühe angießen, bis der Sellerie bissfest gar ist).
- Im Uhrzeigersinn ab 12.00 Uhr : 1.) Gebratener Rosenkohl (Rosenkohl putzen , halbieren oder vierteln, in Salzwasser ca. 5 Minuten kochen und anschließend mit wenig Öl rostig braten. Mit SP würzen. - 2.) Lupinenkerne mit Radieschen-Sprossen (Kalt - mit SP , Olivenöl und Chili gewürzt) -
3.) Gebratene Champignonscheiben. - 4.) Granatapfel Kerne und Nashi-Birnen Salat (Kalt - mit Olivenöl, SP, Zitronensaft gewürzt) - 5.) Ein paar ganze Haselnüsse.

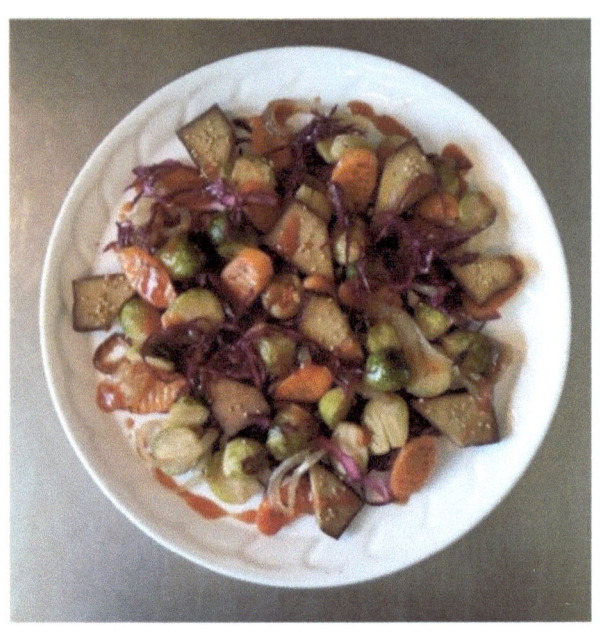

Ich : Gemüse und du so ?

Es gab Rotkohl Slaw (in feine Streifen schneiden , mit SP, Zitronensaft und-abrieb und Olivenöl würzen.) mit süß - sauren Chili - Rosenkohl (putzen, halbieren , in Salzwasser bissfest garen, anschließend in der Pfanne braten und mit süß-saurer Chili Sauce würzen.) - Für die Sauce : Ketchup mit Zitronensaft- und abrieb, reichlich Chiliflocken und et- was Erythrit vermischen. - Außerdem gabs noch : Vanille - Karotten (schälen, in Scheiben schneiden, bissfest kochen, in wenig Olivenöl rostig braten und mit frischer Vanille par- fümieren), geräucherte Sesam-Tofu (Tofu Stücke in Öl braten und mit gerösteten Sesam bewerfen.) und ein paar geschmolzenen Zwiebelringe. - Alles anrichten und mit der restlichen süß-sauren Chili-Sauce über- und danebentröpfeln.

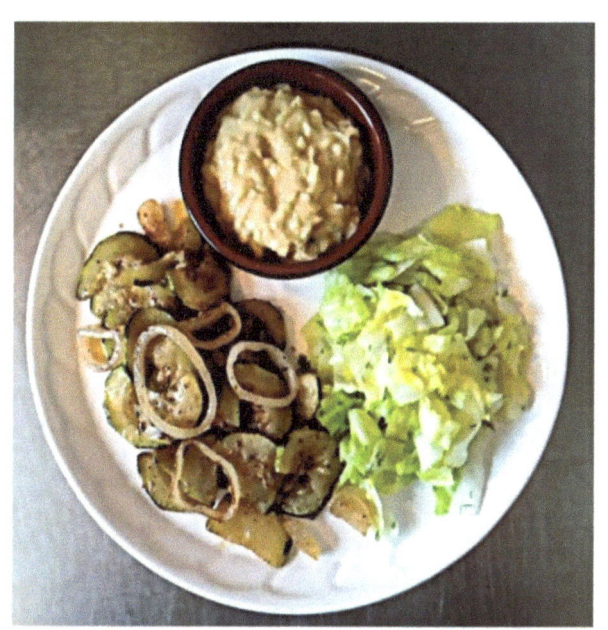

Zucchini - Gyros mit Vzatziki und Salat

Zucchini waschen, anschälen halbieren und in dünne Scheiben schneiden. - In Olivenöl von allen Seiten drehend und wendend garbrutzeln. - Ein paar Zwiebelringe dazugeben und mit selbstgemachten Gyros Gewürz-en. - Dieser besteht aus getrockneten Kräutern : 2 TL Oregano, 2 TL Thymian, 1 TL Koriander, 1 TL Majoran, 2 TL Petersilie, 1 TL Rosmarin und aus 1/4 TL Kreuzkümmel, 2 TL Paprikapulver Edelsüß und 1 TL Rosenscharf, 1 TL Knoblauchpulver, 1 TL Zwiebelpulver, 1 TL Chilipulver, 2 TL Salz und 1 TL Pfeffer - alles miteinander vermischen und trocken lagern. - Der vegane Tsatsiki ist auf Kichererbsen Basis. - Hierfür eine halbe Salatgurke grob raspeln, leicht salzen, auf einen Sieb geben und abtropfen lassen. Flüssigkeit auffangen. - Eine kleine Dose Kichererbsen absieben und mit dem Stabmixer zermitschen und zermatschen (wird ein dicker, fester Mus) - Gurkenraspeln ausdrücken und dazugeben, Knoblauchzehen fein reiben und dazugeben, mit SP, Zitronensaft und-abrieb sowie schluckweise ausm Gurkenabtropfwasser auf Tzatziki Konsistenz und Geschmack rühren. - Dazu gab es Eisbergsalat mit roten Zwiebeln, frischem Dill und ZÖSP* - * Zitronensaft, Öl, Salz, Pfeffer.

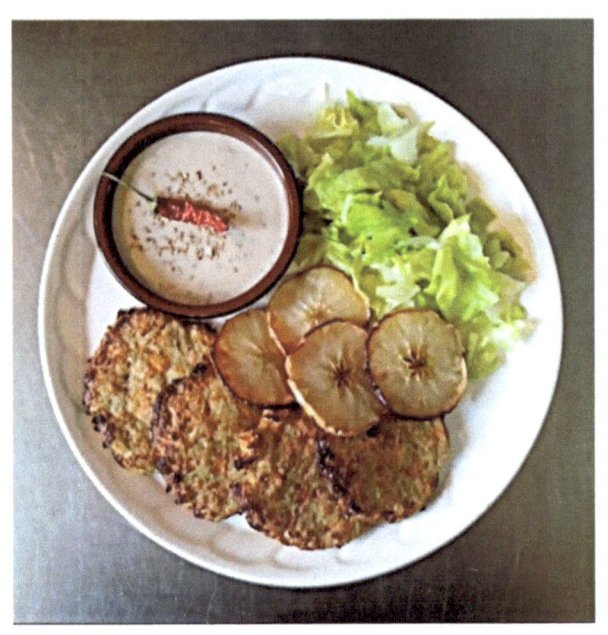

Karotten Kohlrabi Puffer
mit Kokos-Sesam-Dip , Apfel und Salat

Für die Puffer : Karotten und Kohlrabi schälen, grob raspeln, leicht salzen und ca. 10 Minuten ziehen lassen. Anschließend gründlich ausdrücken. - 1 - 2 EL Haferkleie und einen Chia-Ei - (1EL Chia-Samen mit 3 EL kaltem Wasser verrühren und mindestens 10 Minuten quellen lassen. - Das dient zum Binden als veganer Ei-Ersatz.) - dazugeben, mit SP würzen. - Erneut ziehen lassen, bis die Masse gut formbar ist. - Pufferklopse formen und auf einen mit Backpapier belegten Blech legen. - Einen Apfel waschen und dickere Scheiben schneiden und neben / zwischen die Klopspuffer legen. - Im vorgeheizten Backofen bei 200°C Umluft ca. 20 Minuten backen, bis die rostige Farbe zusagt. - Für den Dip : feingehackten ZwieKno in Sesamöl anschwitzen, gerösteten Sesam dazugeben, mit Sojasauce ablöschen und mit Kokosmilch aufgießen, kurz durchköcheln lassen, mit SP und Chilipulver würzen. - Dazu gab es noch Eisbergsalat mit ZÖSP* -*Zitronensaft, Öl, Salz, Pfeffer.

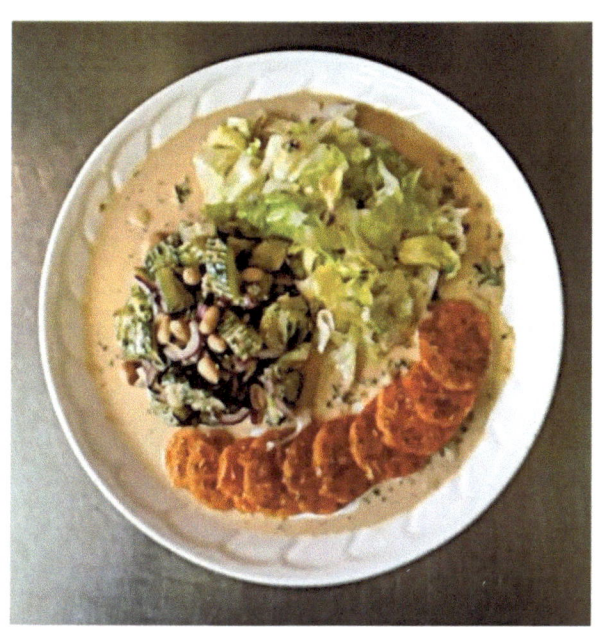

Gurkensalat Asia Style

Salatgurke waschen, mit dem Zestenreißer anschälen. - Halbieren, vierteln, in daumendicke Stücke schneiden und mit dem Fleischklopfer draufhauen um die Gurke leicht anzudetschen.
- Alles in eine Schüssel sammeln, inkl. dem Gurkensaft und fein geschnittene rote Zwiebel dazugeben. - Für das Dressing in einer anderen Schüssel : 1 TL Erdnussbutter mit 1 EL Soja-Sauce, 2 EL Sesamöl, SP, Chilipulver, gerösteten Sesam und fein gehackten Koriander verrühren. Das kann auch ruhig etwas fester sein, denn die Gurke gibt noch Wasser ab, so dass alles schön cremig sein wird. - Mit der Gurke vermischen und ziehen lassen.
- Dazu gab es noch Eisbergsalat mit etwas SP, Zitronensaft und etwas Sesamöl. - Und eine, in dünne Scheiben geschnittene, Kaktusfeige. - Alles nebeneinander auf den Teller legen, die Gurke mit einem Löffel leicht ausgedrückt anrichten und ein paar geröstete und gesalzene Erdnüsse drauflegen. Den restlichen Dressing um alles drumherumgießen und mit frisch geriebene Zitronenschale parfümieren.

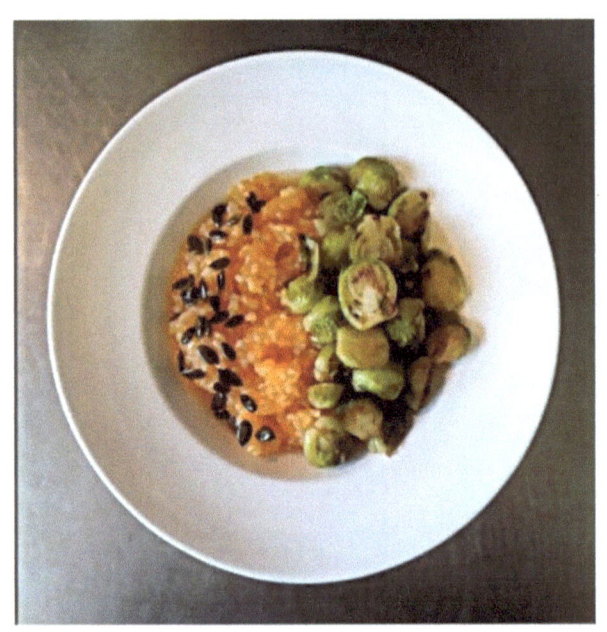

Kürbis - Risotto mit Rosenkohl

ZERO Reis aus der Verpackung befreien und unter fließend kaltem Wasser ordentlich ausspülen. (Ja, es riecht so wie nach Fisch. - Nein, da ist kein Wassertier nicht, weit und breit. - Es ist lediglich der typische Eigengeruch der Konjakwurzel) - Rosenkohl putzen, halbieren und in Salzwasser bissfest garen. - Ein Stück Muskatkürbis entkernen, schälen, würfeln und das Kochwasser des Rosenkohls draufkippen. - Rosenkohl in Eiswasser abschrecken. - Muskatkürbis weichkochen. - Abgießen, zerstampfen, mit SP, Chili und einem Schluck Olivenöl würzen. - Den abgetropften Konjak-Reis zu dem Kürbispüree geben, unter Rühren erhitzen und final abschmecken. - Rosenkohl mit wenig Olivenöl in der Pfanne braten, feingehackte lila Zwiebel und Knobi dazugeben. - Anrichten und mit ein paar Kürbis-Kernen dekorieren.

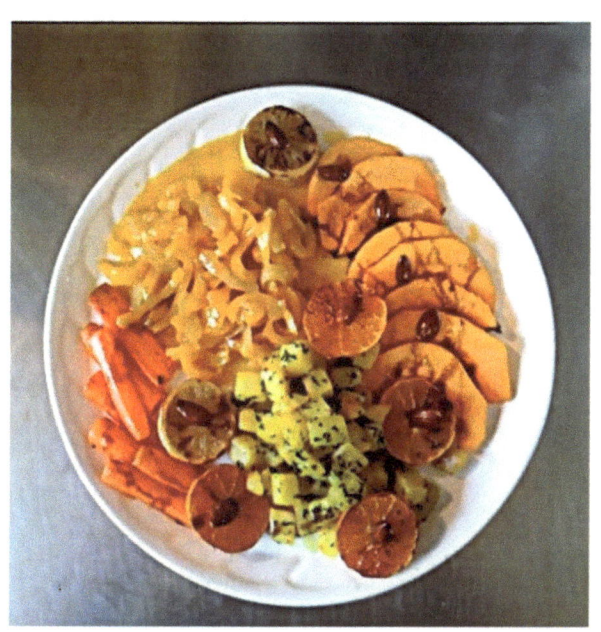

Fifty Shades of Yellorange

Im Uhrzeigersinn ab 12 Uhr : 1.) Ofenkürbis : - Ein Stück Muskatkürbis in Spalten schneiden, mit SP würzen, Olivenöl bepinseln und im Backofen bei 200°C Umluft ca. 15 - 20 Minuten backen. - 2.) Knollensellerie Würfel in Kurkuma / Salzwasser gegart, anschließend in Olivenöl gebraten, mit SP, Chili und gehackter Petersilie gewürzt. - 3.) Vanille - Karotten : Karottenstücke bissfest kochen (ich habe sie in den gleichen Topf wie den Knollensellerie geworfen.) - Anschließend mit wenig Olivenöl braten und mit Vanille - Flavedrops parfümieren. - 4.) Cremige gelbe Paprika : - Paprika waschen, vierteln, entkernen und in Streifen schneiden. Zwiebeln auch in Streifen schneiden. Knobi hacken. - Alles in Olivenöl anschwitzen. mit SP würzen. - Mit 1 EL Buchweizenmehl bestäuben und Schluckweise aus dem Knollensellerie / Karotten Kochwasser dazugeben, bis eine cremige kleine Sauce entstanden ist. - Nebenher zwei halbierte Mandarinen und zwei dicke Scheiben Zitrone in der Pfanne anrösten. - Diese auf dem Teller drumherumverteilen. - Ein paar Salz-Mandeln dazugeben und alles mit ein paar Tropfen Kürbiskernöl beträpfeln.

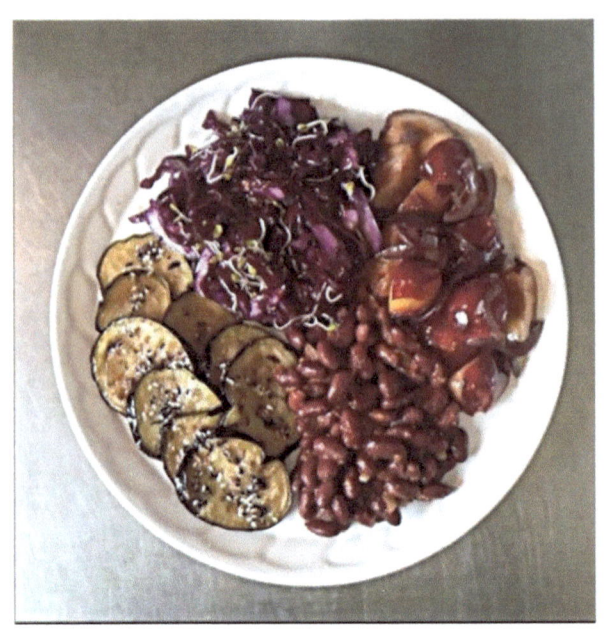

Fifty Shades of Purple

Oben auf dem Teller : Rotkohl Slaw : Rotkohl fein schneiden oder hobeln, leicht salzen und ziehen lassen. - Dann mit Handschuhen an den Händen zerkwetschen und zermatschen und ausdrücken. - Mit Pfeffer, Zitronensaft, Olivenöl würzen, mit Radieschen Sprossen vermengen. Rechts daneben : Zimt Chili Pflaumen : Pflaumen waschen, vierteln, entkernen. Rote Zwiebel in Streifen schneiden und in wenig Öl anschwitzen. - Pflaumenstücke dazugeben und warmdrehen. - Mit Salz, Chili und Zimt würzen. - Unten auf dem Teller : Chili sin Carne : rote Kidney Bohnen abspülen und abtropfen lassen. - In einer Pfanne fein gehackte Knobi anschwitzen, Bohnen dazugeben, mit Chili und SP würzen und 2 - 3 EL passierte Tomaten dazugeben und erhitzen. - Links daneben : frittierte Auberginenscheiben : Aubergine waschen in cm dicke Scheiben schneiden. - Öl in einen Topf erhitzen (man könnte auch eine Fritteuse oder HLF nutzen, habe ich beides nicht) - Einen Holzlöffel mit dem Stiel nach unten in das Öl tauchen. Wenn kleine Bläschen aufsteigen, ist die Temperatur zum frittieren erreicht. - Auberginenscheiben goldig frittieren und auf einen Küchenkrepp abtropfen lassen. - Darauf gib es 1 -2 EL Öl mit Saaten mix (Leinsamen, schwarzer Sesam, Blaumohn).

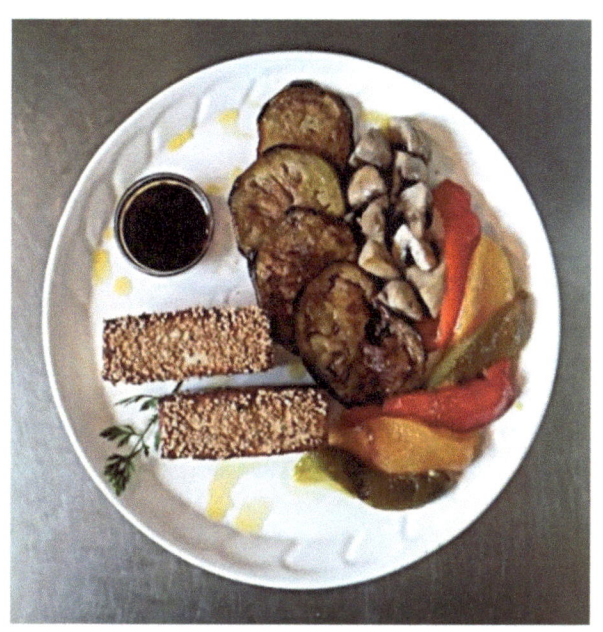

Japan und Italien - Giappone e Italia
日本とイタリア **(nihon to italia)**

Sesam Tofushimi mit Antipasti Gemüse. - Tofu aus der Verpackung befreien und trockentupfen. - Mit SP, Chili würzen und von allen Seiten in wenig Öl rostig braten. - Anschließend in gerösteten Sesam wälzen. - Für das Gemüse : Bunte Paprika waschen, bei 180°C Umluft vorgeheizt ca. 25 Minuten backen , bis die Haut schwarz geworden ist. - Paprika herausnehmen und in einen Topf unterm Deckel parken.
- Das lässt die Paprika dampfend abkühlen und die Haut lässt sich ganz einfach abziehen. - Auberginen-Scheiben in der Pfanne rostig braten. - Champignons putzen, vierteln und in der Pfanne braten. - Beides neutral mit SP würzen. - Anrichten, ein Schälchen Soja-Sauce dazugeben und mit Olivenöl drüberölen. - Man könnte das noch mit frisch gehackten Knobi bewerfen, aber heute war es mir nicht danach.

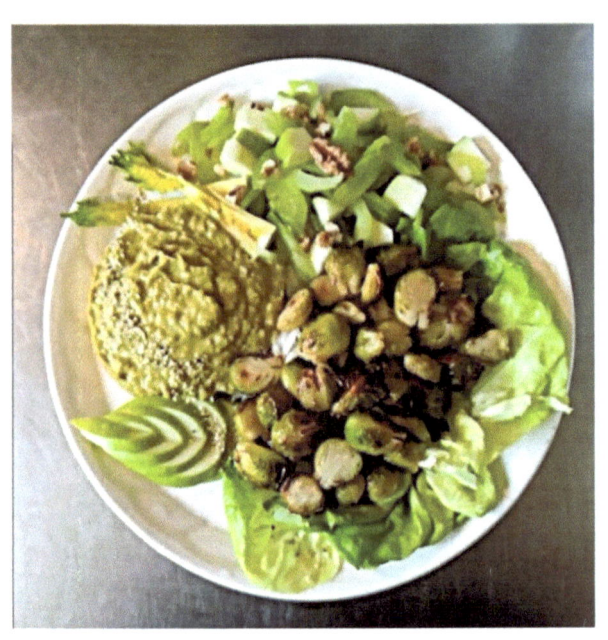

Fifty Shades of Apple-Green

Oben auf dem Teller : Dekonstruierter Waldorfsalat : Stangensellerie putzen, entfäden in dünne Stücke schneiden und mit heißem Wasser übergießen. Ca. 10 Minuten ziehen lassen. Abgießen, mit Würfel eines Granny Smith Apfels vermischen, mit SP, Zitronensaft und Öl würzen und mit gehackten Walnüssen dekorieren. - Rechts davon : Im Ofen gerösteter Rosenkohl : putzen, halbieren, ca. 5 Minuten in kochendes Salzwasser werfen, abgießen, kalt abschrecken : mit SP, Öl, Chili vermischen auf einem mit Backpapier belegtem Backblech bei 200°C Umluft ca. 15 - 20 Minuten rösten. - Unter dem Rosenkohl sind ein paar Blätter Kopfsalat und Chiffonade vom Eisbergsalat. - Links daneben ist ein : Erbsen Mousse : - Garten Erbsen aus der Dosen abgießen , Dosenwasser auffangen, mit dem Stabmixer zermitschen und zermatschen, mit SP, Olivenöl, Zitronensaft und -abrieb würzen. - Schluckweise Dosenwasser dazugeben bis die gewünschte moussige Konsistenz erreicht ist. - Mit geschälten Hanfsamen bestreuen.

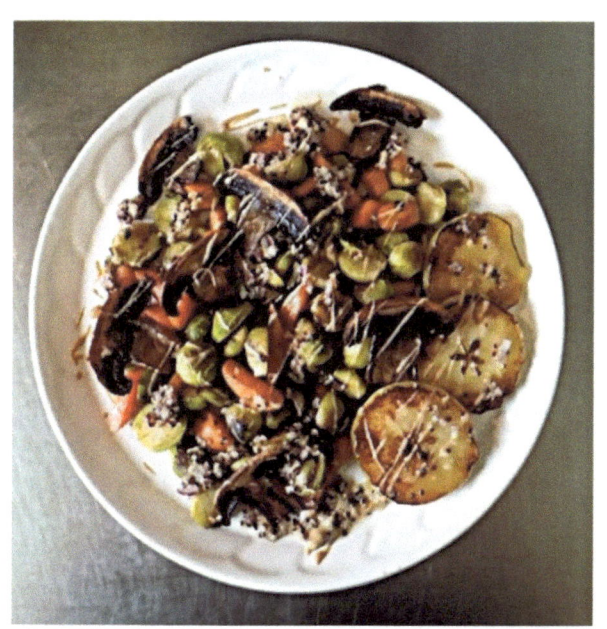

Rosenkohl - Karotten Gröstl mit Bratapfel, Champignons-Chips , Quinoa Vinaigrette und Erdnussbutter

Rosenkohl und Karotten putzen, stückeln in Salzwasser bissfest garen. Abgießen und kalt abschrecken. Anschließend in Olivenöl rostig braten. - Mit SP würzen. - Quinoa kochen, mit fein gewürfelter roter Zwiebel, Zitronensaft und -abrieb, Olivenöl, SP und einem kleinen Schluck Wasser zu einer leichter Vinaigrette rühren. - Für die Pilz-Chips (ähnlich Hühnerhaut -Chips). - Pilze in dicker Scheiben schneiden, mit SP, Chili und Olivenöl marinieren. Auf einen mit Backpapier belegten Blech nebeneinander legen, mit eine zweiten Blatt abdecken, beschweren (ich habe einen Pizza-Stein- Draufgelegt, ansonsten ein zweites Backblech drauflegen) und im vorgeheiztem Backofen bei 180°C Umluft ca. 20 Minuten backen. - Komplett auskühlen lassen. - Einen Granny Smith Apfel in dicke Scheiben schneiden und in wenig Öl rostig braten. - Anrichten, Vinaigrette drauf verteilen, 1 TL Erdnussbutter in der Mikrowelle verflüssigen und alles damit besprenkeln.

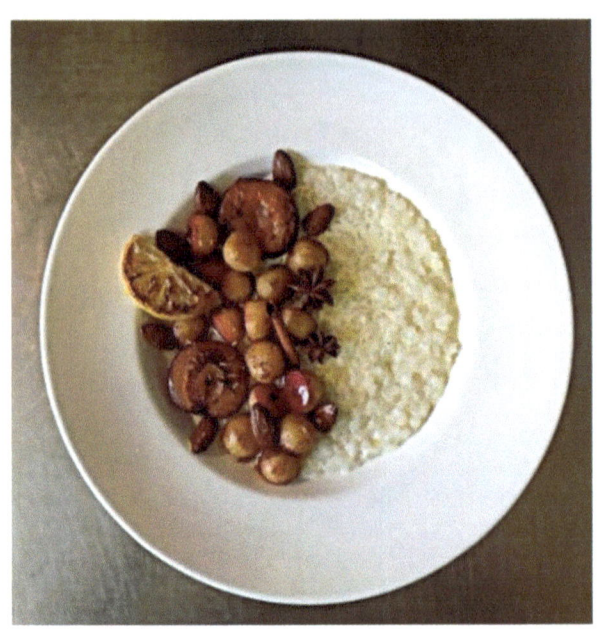

Süß : Kokosmilch-Reis mit Zimt-Apfel

ZERO Reis aus der Verpackung befreien und unter fließend kaltem Wasser ordentlich ausspülen. (Ja, es riecht so wie nach Fisch. - Nein, da ist kein Wassertier nicht, weit und breit. - Es ist lediglich der typische Eigengeruch der Konjakwurzel) - Kokosmilch mit einem Schluck Wasser, 1 EL Xylit, einem Sternanis und einen Stück Zimtstange erhitzen. - Abgetropften Reis dazugeben und kurz aufkochen. - 1 EL Haferkleie Mehl und einen Spritzer Zitronensaft einrühren , beiseite stellen und ziehen lassen. - Für das Mehl habe ich einfach Haferkleie im Mixer feingemahlen. - Aus einem Apfel ein paar Perlen ausstechen (Rest des Apfels wegmümmeln) - Etwas Kokosöl erhitzen, Apfel rundsherum anbraten und mit Zimt bestäuben. - Eine Pflaume halbieren, entkernen und mit der Schnittfläche nach unten auch anbraten. - Alles anrichten, mit ungeschälten ganzen Mandeln und Zitronenabrieb dekorieren.

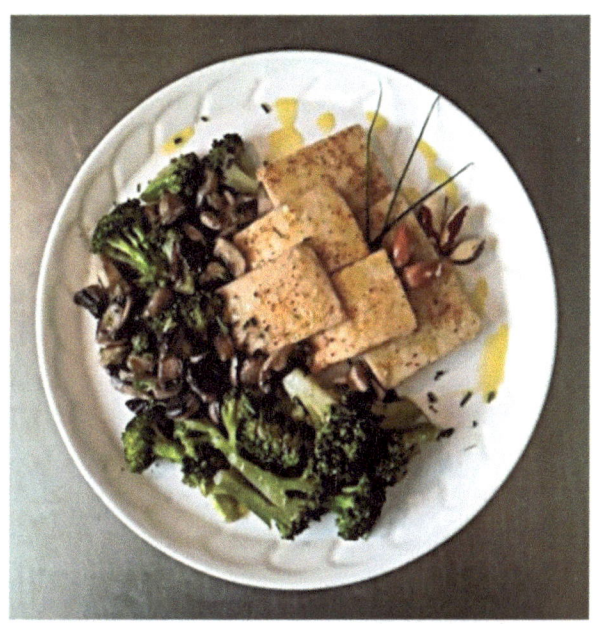

Tofu mit Champignons - Brokkoli Gemüse

Natur Tofu aus der Verpackung befreien und in sechs dünne Scheiben schneiden. - Mit SP würzen, mehlieren (ich hatte Buchweizenmehl) und in Öl goldig braten. - Anschliessend mit Chilipulver bestreuen. - Brokkoli in Röschen teilen, Champignons putzen und vierteln. - In einer Pfanne Olivenöl erhitzen, Brokkoli Röschen unter Drehen und Wenden braten, mit SP würzen, schluckweise etwas Wasser angießen damit der Brokkoli dämpfen gegart wird. - Nachdem das Wasser verdunstet ist, Champignos dazugeben und ein paar Minuten mitbraten. - Anrichten, beolivenölen und fünf Paranüsse dazulegen.

Inhaltsverzeichnis

Inhaltsverzeichnis

© 2024 GISELA STARNA
Verlag: BoD · Books on Demand GmbH,
In de Tarpen 42, 22848 Norderstedt
Druck: Libri Plureos GmbH,
Friedensallee 273, 22763 Hamburg
ISBN: 978-3-7693-1090-0